Pamela Wersin, Susanne Schoppmann

Selbstverletzendes Verhalten

Wie Sie Jugendliche unterstützen können

Pamela Wersin, Susanne Schoppmann

Selbstverletzendes Verhalten

Wie Sie Jugendliche
unterstützen können

BALANCE ratgeber

Pamela Wersin, Susanne Schoppmann
Selbstverletzendes Verhalten
Wie Sie Jugendliche unterstützen können

1. Auflage 2019, korrigierter Nachdruck 2024
ISBN-Print: 978-3-86739-176-4
ISBN-PDF: 978-3-86739-950-0
ISBN-ePub: 978-3-86739-951-7

Bibliografische Information der Deutschen Nationalbibliothek
Die Deutsche Nationalbibliothek verzeichnet diese Publikation
in der Deutschen Nationalbibliografie;
detaillierte bibliografische Daten sind im Internet über
http://dnb.d-nb.de abrufbar.

Wenn Sie Erfahrungsberichte und fundierte Ratgeber
zur Gesundheit suchen, besuchen Sie unsere Homepage:
www.balance-verlag.de

© BALANCE buch + medien verlag, Köln 2019

Der BALANCE buch + medien verlag ist ein Imprint
der Psychiatrie Verlag GmbH, Köln.
Alle Rechte vorbehalten. Kein Teil des Werks darf ohne
Zustimmung des Verlags vervielfältigt,
digitalisiert oder verbreitet werden.

Lektorat: Katrin Klünter, Köln
Umschlagkonzeption und Umschlaggestaltung: Michael Schmitz, Arnbruck,
www.grafikschmitz.de, unter Verwendung eines Fotos von napri / photocase.de
Typografiekonzeption und Satz: Iga Bielejec
Druck und Bindung: Plump Druck & Medien GmbH, Rheinbreitbach

Geleitwort   8

Annäherung an ein heikles Thema   11
Gefühlschaos bei Eltern   14
Auswirkungen auf die ganze Familie   16
Informationsmangel in Schulen und Jugendtreffs   19

Ängste und Vorurteile   22
Vereinfachungen und Einstellungen   23
Wenn Stereotype zu Ausgrenzung führen   24
Verinnerlichung der zugeschriebenen Merkmale   28
Stereotype infrage stellen und ersetzen   30

Was ist Selbstverletzendes Verhalten?   34
Ist Selbstverletzendes Verhalten eine Krankheit oder ein Symptom?   35
Diagnose »nichtsuizidales Selbstverletzendes Verhalten«   37
Suizidgedanken oder -absichten   41
Wie viele Jugendliche verletzen sich selbst?   45
Schwierigkeiten im Umgang mit Emotionen   47
Erleben von Stress   48
Kohärenzgefühl   50

Wer braucht welche Hilfe und wann?   55
Rituale und Körperschmuck – kulturelle Aspekte   55
Körpermodifikationen   56
Körperbezogene repetitive Verhaltensstörungen   57
Welche Art von Hilfe wünschen sich betroffene
Jugendliche?   61
Reden und Zuhören   63
Verbindung zu anderen Erwachsenen   64

Formale Organisationen **65**

Stigma reduzieren und Vertraulichkeit wahren **66**

Familiärer Kontext **67**

Meine eigene Rolle **69**

Wann darf, sollte oder muss ich mich »einmischen«? **70**

Was können Eltern und Familien tun? **73**

Zusätzliche Aufgaben von Lehr- und Fachpersonen **75**

Institutionelle Maßnahmen **76**

Was können Sie selbst tun? **79**

Nachahmungseffekte **81**

Diskussion: Bedecken oder nicht? **82**

Sich selbst Unterstützung suchen **83**

Welche Hilfsangebote gibt es? **88**

Welche Behandlungsvarianten gibt es? **88**

Worum geht es in der Psychotherapie? **90**

Was ist bei der Suche nach einem Therapieangebot wichtig? **93**

Therapieformen **95**

Dialektisch-Behaviorale Therapie (DBT) **96**

Kognitive Verhaltenstherapie **97**

Schematherapie **98**

Mentalisierungsbasierte Therapie **99**

Pharmakotherapie (Medikamente) **100**

Einbezug von Bezugspersonen in die Therapie **100**

Selbsthilfe **102**

Notfalltelefon **106**

(Familien-)Beratungsstellen **107**

Kollegiale Beratung und konsiliarische Unterstützung **110**

Beratung und Unterstützung: Adressen und Links   112

In der Schweiz   112
Für Erwachsene   112
Für Jugendliche   113
In Deutschland   114
Für Erwachsene   114
Für Jugendliche   115
In Österreich   115
Für Erwachsene   115
Für Jugendliche   116
Selbsthilfe   117
Projekte und Antistigma-Arbeit   118

Zum Nach- oder Weiterlesen   119

Verwendete Literatur   122

Geleitwort

Von Marc Schmid

Selbstverletzendes Verhalten ist ein sehr häufiges Phänomen. Jeder, der regelmäßig mit Gruppen von Jugendlichen arbeitet, kommt früher oder später mit selbstverletzenden Handlungen in Berührung. Statistisch gesehen müsste es im Schnitt in jeder Schulklasse im Jugendalter mindestens eine betroffene Schülerin geben (PLENER u. a. 2013). In der stationären Jugendhilfe leiden noch mehr Jugendliche unter dieser Symptomatik.

Selbstverletzendes Verhalten ist dennoch eines der Symptome, die im sozialen Umfeld der Betroffenen oft heftige emotionale Reaktionen auslösen. Der vermeintlich richtige oder eben falsche Umgang damit führt nicht selten zu Konflikten und Vorwürfen in Familien, in Lehrerkollegien und in Teams: »Wenn du nicht ..., dann ...« Manchmal braucht es einen Schuldigen, weil es kaum auszuhalten ist, dass der Mensch, für den man sich emotional engagiert, sich selbst so sehr ablehnt oder gar hasst, dass er Hand an sich legt.

Die Symptomatik fordert sowohl Laien als auch Profis heraus. Gerade Fachpersonen, die nicht häufig mit Selbstverletzendem Verhalten konfrontiert sind, verspüren vielfach einen immensen Handlungsdruck bei gleichzeitiger Selbstunwirksamkeit, da sie nicht so recht wissen, wie sie darauf reagieren sollen. Dies führt leider viel zu oft dazu, dass weggesehen und die Verantwortung für die Kontaktaufnahme mit dem Jugendlichen hin- und hergeschoben wird. So bleibt der Betroffene letztlich zu lange allein mit seiner Symptomatik. Weder ein Wegsehen noch ein Überaktionismus und Mitagieren sind hilfreich.

Die Reaktion des sozialen Umfeldes auf das Selbstverletzende

Verhalten kann den weiteren Verlauf wesentlich beeinflussen: Selbstverletzendes Verhalten wird sozial sowohl negativ (mein Freund fährt nun doch nicht weg) als auch positiv (durch Aufmerksamkeit) verstärkt. Insgesamt sind die innerpsychische negative Verstärkung durch das Nachlassen von innerer Anspannung, das Wiedererlangen eines Körpergefühls sowie das Abstellen von belastenden Gedanken und Bildern die wesentlichsten Auslöser für Selbstverletzungen (Rauber u. a. 2012a).

Es ist oft schwierig, die richtige Balance zu finden und die Symptomatik einerseits so zu beachten, dass Betroffene noch eine Verbundenheit, Warmherzigkeit und emotionales Engagement spüren, aber dass das Selbstverletzen dennoch nicht durch zu viel Aufmerksamkeit verstärkt wird. Das Vermeiden der positiven Verstärkung fällt oft schwer, denn die meisten Betroffenen sind nach dem Spannungsabbau durch die Selbstverletzung sehr zugänglich und bedürftig. Das Pendel kann aus Angst vor solchen Verstärkern aber auch zu sehr in die andere Richtung ausschlagen und es kann kalt und desinteressiert wirken, wenn man ganz ohne Erklärung nur Verbandszeug übergibt. Auch der Verweis auf soziale Verstärker kann die Betroffenen sehr kränken, da sie diese selbst nicht wahrnehmen (Rauber u. a. 2012b).

Neben Erfahrung und der Sicherheit des Handelnden ist einfach einiges Fachwissen von entscheidender Bedeutung. Ein Buch wie dieses, das gezielt Eltern, Lehrerinnen, psychosoziale Fachkräfte und andere in der Jugendarbeit Tätige anspricht, ihnen einen kurzen theoretischen Überblick und viel praktische Handlungsanleitungen bietet, ist daher von immenser praktischer Relevanz und wird hoffentlich eine breite Leserschaft finden.

Den Autorinnen ist es gut gelungen, ein breites Feld anzusprechen, eine Sprache und einen Stil zu finden, der sowohl die Personen in der Praxis zum Lesen animiert als auch akademischen Ansprüchen vollumfänglich genügt. Sie schaffen es, umfangreiches Wissen und konkrete Take-Home-Messages für die Praxis zu vermitteln.

Dieses Buch wird indirekt vielen Betroffenen helfen, ihre Symptome zu überwinden, weil es Menschen, die ihnen nahestehen oder auf andere Weise mit ihnen zu tun haben, dabei unterstützt, mehr Selbstwirksamkeit im Umgang mit Selbstverletzendem Verhalten zu entwickeln. Ich wünsche viel Vergnügen beim Lesen, gratuliere den Autorinnen zu diesem Werk und bedanke mich dafür, dieses einleiten zu dürfen.

Dr. biol.-hum. Marc Schmid ist leitender Psychologe und Bereichsleiter der kinder- und jugendpsychiatrischen Forschungsabteilung der Universitären Psychiatrischen Kliniken Basel.

Annäherung an ein heikles Thema

LAURA ist auf dem Heimweg von der Schule. Heute hat wieder einmal gar nichts geklappt! Erst hat sie eine Fünf in der Mathearbeit zurückbekommen, dann hat ihre beste Freundin für den Nachmittag abgesagt. Außerdem hat sie ihr Pausenbrot vergessen und Tim, in den sie heimlich verliebt ist, hat sie heute nicht einmal angeschaut. Das mit dem Rockkonzert am Wochenende kann sie jetzt auch vergessen, wenn ihre Mutter von der Fünf in Mathe erfährt. Wenn sie daran denkt, was zu Hause los sein wird, wenn ihr Bruder am Samstag aus dem Internat zurückkehrt, wird ihr ganz schlecht. Nicht nur, dass ihr Vater ihren Bruder lieber mag, ihr Bruder ist auch noch ein absoluter Überflieger in der Schule und bringt nur Bestnoten nach Hause. Wenn doch nur niemand von der Fünf erfahren würde! Soll sie die Unterschrift ihrer Mutter fälschen? Oder lieber gar nicht erst nach Hause gehen? Während Laura sich in ihrer Gedankenspirale verliert, zieht sie wie in Trance eine Rasierklinge aus ihrem Rucksack. Sie setzt sie kurz unterhalb der Armbeuge an und zieht die Klinge fest durch die Haut. Ein Rinnsal Blut läuft ihr den Arm hinunter.

Laura schaut fasziniert auf die Blutspur und fühlt sich direkt besser. Sie atmet mehrmals tief durch. Doch schon schießt ihr ein anderer Gedanke durch den Kopf: Sie hat es schon wieder getan! Musste das wirklich sein? Was, wenn ihre Mutter die Narben an ihrem Arm bemerkt? Wie soll sie ihr das erklären? Laura schämt sich fürchterlich – vor ihrer Mutter, aber noch viel mehr vor sich selbst.

ANDREA erinnert sich noch sehr gut daran, wie sie bemerkt hat, dass sich ihre Tochter Mia ritzt. Die Tochter ist inzwischen eine junge selbstständige Frau, sie verletzt sich nicht mehr selbst, und Mutter und Tochter haben eine gute Beziehung zueinander. Auch mit ihrem Bruder versteht sich Mia gut. An dem besagten Tag aber hatten die beiden sich heftig gestritten. Mia zog sich in das Bad zurück, um der schwierigen Situation zu entgehen. Etwas später kam sie mit blutenden Armen wieder – für Andrea ein fürchterlicher Anblick.

Andrea hat das Selbstverletzende Verhalten ihrer Tochter also schnell bemerkt und sich erschreckt. Sie habe sich ratlos und hilflos gefühlt. Ihre drängendste Frage sei gewesen: Warum tut Mia das? Immer wieder habe sie sich gefragt, was sie ihrer Tochter noch an Gutem mitgeben könnte. Sie hat sich stets darum bemüht, mit Mia im Gespräch zu bleiben. Im Lauf der Zeit sei es ihr gelungen, ihr zuzuhören, ohne einzugreifen. Für Andrea ist dies eine sehr wichtige Botschaft für andere betroffene Eltern: zuhören, ohne zu bewerten oder dem Kind das Selbstverletzende Verhalten zu verbieten, auch für die Geschwister da sein, den normalen Alltag aufrechterhalten, mit Freundinnen und Freunden über das Selbstverletzende Verhalten sprechen und nie die Hoffnung auf ein Ende des Selbstverletzenden Verhaltens verlieren.

SARAH ist ebenfalls eine selbstständige junge Frau, die sich während ihrer Jugend selbst verletzt hat, indem sie Zigaretten auf ihren Armen ausdrückte. Ihre Eltern hatten sich damals getrennt, sie blieb bei ihrem Vater und zog mit ihm in ein anderes Bundesland. Der Vater war beruflich häufig unterwegs. So kam es, dass Sarah auf ein Internat ging und ihren Vater nur an den Wochenenden sah. In der neuen Schule kannte sie niemanden, den anderen Dialekt verstand sie nicht so gut, sie fühlte sich fremd und einsam und begann dann, sich zu verletzen. Inzwischen hat sie viel mit ihrem Vater darüber gesprochen, wie er sich dabei gefühlt hat. Da sei wohl ebenfalls eine große Rat- und Hilflosigkeit und Unverständnis über ihr Verhalten gewesen. Sie erinnert sich, dass ihr Vater überall nach Informationen zu Selbstverletzendem Verhalten gesucht hat.

Für sich selbst und ihre eigene Entwicklung ist Sarah dem Vater dankbar, dass er sich nicht von dem Erschrecken und Befremden anderer Menschen in ihrem Umfeld anstecken ließ, obwohl die Selbstverletzungen auch auf ihn schockierend und dramatisierend gewirkt haben. Im Gegenteil: Er zeigte immer großen Respekt für die Autonomie seiner Tochter und ließ sie z. B. wählen, zu welchem Arzt sie gehen wollte. So etwas sei wichtig gewesen. Auch dass sie mitentscheiden durfte, mit wem über ihr Selbstverletzendes Verhalten gesprochen werden muss. Eine Lehrerin sprach Sarah auf ihre Verletzungen an und fragte nach. Da schämte sie sich zwar sehr, es machte ihr aber auch deutlich, dass dieses Verhalten nicht normal ist, und sie sah sich gezwungen, sich damit auseinanderzusetzen. Im Rückblick ist sie dafür sehr dankbar.

Selbstverletzendes Verhalten ist nicht nur für die Betroffenen, sondern für alle, die damit in Kontakt kommen, ein heikles Thema, denn es hinterlässt eindrückliche, manchmal auch traumatische Spuren. Deshalb lassen wir in unserem Buch sowohl die Jugendlichen selbst als auch Eltern und Lehrpersonen zu Wort kommen. In diesem Kapitel zeigen wir Ihnen, was die aktuelle Forschung zum Erleben von Angehörigen betroffener Kinder und Jugendlicher herausgefunden hat, bevor wir in den nächsten Kapiteln darauf eingehen, was Selbstverletzendes Verhalten überhaupt ist und wie Sie betroffene Jugendliche unterstützen können.

Gefühlschaos bei Eltern

Das Selbstverletzende Verhalten der eigenen Kinder zu bemerken ist gar nicht so selbstverständlich. In einer groß angelegten Untersuchung in Belgien (BAETENS u. a. 2015) wurden 1.400 Eltern befragt: Nur etwa ein Drittel der Eltern wusste vom Selbstverletzenden Verhalten ihrer Kinder. Andrea und der Vater von Sarah haben sich beide nicht vom Befremden ihres Umfeldes anstecken lassen, sondern die Autonomie ihrer Töchter weiterhin respektiert. Allerdings waren beide auch erschrocken, waren rat- und hilflos und hätten viel darum gegeben, zu verstehen, warum die eigene Tochter das tut. Und damit sind sie nicht allein! In Australien haben drei Wissenschaftlerinnen (MCDONALD u. a. 2007) Interviews mit Müttern geführt. Diese waren durch die Entdeckung des Selbstverletzenden Verhaltens ihrer eigenen Kinder stark belastet. Sie hatten Schuldgefühle und schämten sich. Die Schuldgefühle hatten damit zu tun, dass sie sich für das Leid ihrer Kinder verantwortlich fühlten, sie stellten die Beziehung zu ihren Kindern infrage und hatten den Eindruck, als Eltern alles falsch gemacht zu haben. Eine der Mütter drückte das folgendermaßen aus:

» Es war wie, was habe ich getan? [...] Du neigst dazu, dich selbst anzuklagen. Du hast sie nicht genug beobachtet, ich habe mich nicht genug um sie gekümmert, ich habe ihr nicht genug Liebe gegeben, ich habe sie nicht genug gelobt. [...] Wie konnte es nur so schlimm werden, ohne dass ich es bemerkte? Ich fühlte mich wie eine schlechte Mutter. « (MCDONALD u. a. 2007, S. 303, Übersetzung S. Sch.)

Zusätzlich hatten einige der Mütter den Eindruck, Ereignisse aus ihrem eigenen Leben hätten dazu geführt, dass ihre Kinder so unglücklich waren. Zu diesen Ereignissen zählte besonders der Verlust von Beziehungen zu nahestehenden Menschen. Hierbei konnte es sich um Großeltern handeln, mit denen sich Eltern überworfen hatten. Eine Mutter hatte eine Liebesbeziehung beendet und dachte nun, dass der Verlust des Kontakts zu ihrem früheren Partner zum emotionalen Schmerz der Tochter beigetragen hätte. All diese Eltern fühlten sich durchaus verantwortlich für das Selbstverletzende Verhalten ihrer Kinder.

Eine andere Mutter beschrieb, dass ihre Tochter durch belastende Ereignisse in der Familie angegriffen war: So waren Familienmitglieder ernsthaft erkrankt und verstorben, zeitgleich waren die beiden Brüder in einen schlimmen Autounfall verwickelt. Sie selbst war sehr damit beschäftigt gewesen, diese Familienkrise zu managen, und habe ihrer Tochter nicht genug Aufmerksamkeit gewidmet. Weil die emotionalen Ressourcen der Familie so dezimiert gewesen seien, habe ihre Tochter das Gefühl gehabt, dass ihre Probleme nicht wichtig seien, und sich bedeutungslos gefühlt.

Gleichzeitig stellten sich die befragten Mütter auch vor, was andere Menschen von ihnen denken würden, wenn die Narben auf den Armen der Töchter beim gemeinsamen Kleidereinkauf sichtbar seien. Sie fürchteten sich davor, von anderen be- oder sogar verurteilt zu werden. Es ging ihnen aber nicht nur darum, sich selbst vor den Urteilen anderer zu schützen, sondern auch die betroffenen Kinder und möglicherweise weitere Angehörige. So hat sich eine Mutter mit ihrem Partner sehr gut abgesprochen, wem sie wie viel über das Selbstverletzende Verhalten ihres Kindes mitteilte, auch innerhalb der erweiterten Familie. Sie wollte weder, dass entfernte Verwandte ihre Tochter für eine »Psycho« halten, noch wollte sie, dass die Großeltern etwas über das Selbstverletzende Verhalten ihrer Tochter erfuhren, weil sie befürchtete, dass dies für sie zu belastend sei.

Dieses Überwältigtsein von den Problemen und den damit verbundenen Gefühlen im Zusammenhang mit dem Selbstverletzenden Verhalten eines Kindes kann dazu führen, dass die betroffenen Eltern das jugendliche Kind nicht altersgemäß unabhängiger werden lassen, sondern es mehr kontrollieren und beobachten. Eine der befragten Mütter sagte dazu Folgendes:

» Das bedeutet, dass du andauernd wachsam bist, sie auf Anzeichen hin beobachtest [...] Das ist schrecklich. Du fühlst dich, als würdest du die ganze Zeit herumschnüffeln. « (McDonald u. a. 2007, S. 305, Übersetzung S. Sch.)

Eltern fühlen sich aufgrund ihrer Sorge um ihr Kind dazu getrieben, entgegen ihren eigenen Wertvorstellungen zu handeln: Anstatt ihrem Kind zu vertrauen und seine Privatsphäre zu respektieren, werden sie kontrollierender, z. B. indem sie in Tagebüchern lesen oder Gespräche mit den Freunden belauschen. Anschließend fühlen sich die Eltern dadurch noch schlechter.

▬▬ Auswirkungen auf die ganze Familie

Auch in Großbritannien haben Forschende (Ferrey u. a. 2016) den Einfluss von Selbstverletzendem Verhalten junger Leute auf Eltern und Familie untersucht. Die Ergebnisse dieser Untersuchung bestätigen in weiten Teilen die Erkenntnisse der australischen Forschenden. Allerdings standen in dieser Untersuchung nicht nur die Eltern, sondern die gesamte Familie im Fokus, sodass sich noch weitere Themen ergaben. So zeigte sich, dass das Selbstverletzende Verhalten der Kinder auch Einfluss auf die Paarbeziehung der Eltern hatte. Diese wurde teilweise einer Belastungsprobe unterzogen: So hielten einige der Befragten

Informationen zum Selbstverletzenden Verhalten ihres Kindes vor der Partnerin oder dem Partner geheim, um die Paarbeziehung nicht noch mehr zu belasten. Andere Elternpaare fuhren getrennt in die Ferien, damit ein Elternteil bei dem betroffenen Jugendlichen bleiben und der andere Elternteil sich erholen konnte.

Auf Geschwister hatte das Selbstverletzende Verhalten einer Schwester oder eines Bruders ebenfalls Einfluss. Die Störung oder Unterbrechung des alltäglichen Familienlebens, die das Selbstverletzende Verhalten auslöst, war sehr schwierig. Einige Geschwister reagierten verärgert oder wütend und vergriffen sich im Ton gegenüber der Betroffenen. Andere Geschwister waren sehr unterstützend, z. B. indem sie lange Wege in Kauf nahmen, um an einer Familientherapie teilzunehmen, den Betroffenen sehr einfühlsam begegneten oder aber indem sie sich verhielten wie immer und auch mit den Betroffenen zankten, um damit zu signalisieren, dass alles ganz normal sei. So erzählten Eltern von ihrem Sohn:

> » Er ging, um sich ein wenig mit ihr zu unterhalten. Normalerweise veräppelt er sie immer, ein normaler nerviger älterer Bruder [...]. Er ging zu ihr, um ihr zu sagen: ›Ich bin da für dich, wenn du mich brauchst. Ich hab dich sehr lieb, egal wie viel Geplänkel zwischen uns ist, ich bin für dich da.‹ Er kam danach runter [...]. ›Ich weiß nicht, wie lange ich diese Art durchhalten kann, ich sollte besser wieder der nervige große Bruder sein.‹ « (FERREY u. a. 2016, S. 4, Übersetzung S. Sch.)

Bei Geschwistern im Schulalter, insbesondere wenn sie im gleichen Alter sind, kann es vorkommen, dass sie das mit dem Selbstverletzenden Verhalten verbundene Befremden oder die Stigmatisierung (Ausgrenzung) durch Gleichaltrige zu spüren bekommen. So sprach ein Sohn mit keinem seiner Freunde oder seiner Schulkameraden über die Selbstverletzungen seiner Schwester, weil er befürchtete, damit drangsaliert zu werden.

Die britischen Eltern nahmen ebenso eine Verschlechterung ihres eigenen psychischen Befindens wahr, was wiederum auch die anderen Kinder zu spüren bekamen. Insbesondere, wenn das Selbstverletzende Verhalten des Kindes über einen längeren Zeitraum anhielt, fühlten sich Eltern extrem ausgelaugt und hatten zum Teil Schlafstörungen entwickelt. Ihre Bewältigungsmechanismen waren sehr vielfältig: Einige suchten für sich selbst eine Therapeutin oder einen Therapeuten, nahmen Antidepressiva, andere gingen zu einer Beratungsstelle oder machten Achtsamkeitsübungen. Gemeinsam kamen die Befragten aber zu dem Schluss, auf sich selbst gut achten zu müssen, um ihren Kindern helfen zu können.

Auch auf die finanzielle Situation der Familie kann sich das Selbstverletzende Verhalten auswirken. So kann es schwierig sein, wenn beide Eltern berufstätig sind, weil die Erfordernisse der Berufstätigkeit und der Wunsch, für das betroffene Kind da zu sein, kollidieren können. Einige Mütter nahmen daher unbezahlten Urlaub oder hörten ganz mit der Erwerbsarbeit auf, um für das Kind zu sorgen. Besonders schwierig war es für Eltern, die selbstständig waren, weil sie es sich kaum erlauben konnten, nicht zu arbeiten. Zu den möglicherweise verringerten Einnahmen kamen auf der anderen Seite die Ausgaben für Beratung, Therapie und Behandlung des betroffenen Kindes hinzu.

Die hier beschriebenen Ergebnisse der beiden Studien zeigen die Belastungen der Eltern und Familien sowie ihre Bemühungen, für die betroffenen Kinder da zu sein und zu helfen. Wie sieht es aber mit Lehrerinnen, Lehrern oder anderen Personen aus, die mit Jugendlichen im Kontakt sind? Es ist davon auszugehen, dass auch ihnen Selbstverletzendes Verhalten begegnet. Mit welchen Problemen sehen sie sich konfrontiert? Welche Informationen benötigen sie? Und was können sie tun, um Jugendlichen, die sich selbst verletzen, zu helfen?

Informationsmangel in Schulen und Jugendtreffs

Den Lehrerinnen und Lehrern, mit denen wir gesprochen haben, war Selbstverletzendes Verhalten bei Schülerinnen und Schülern schon begegnet. Ähnlich wie Angehörige und Freunde haben sie sich zunächst einmal hilf- und ratlos gefühlt. Sie wussten nicht, ob und wie sie die betroffenen Jugendlichen darauf ansprechen sollten. Deswegen haben sie sich im Kollegium ausgetauscht, nachgefragt, ob auch anderen Lehrpersonen das Selbstverletzende Verhalten aufgefallen ist und was jetzt zu tun wäre. Sie wandten sich an die Schulsozialarbeiterinnen oder -sozialarbeiter, haben auf diese verwiesen und den Weg dahin geebnet, weil ihnen keine anderen Informationsquellen zu Selbstverletzendem Verhalten zur Verfügung standen. Die Fragen, die sich ihnen stellten, waren denen der Eltern nicht unähnlich: Was ist das überhaupt, dieses Selbstverletzende Verhalten? Woher kommt das? Die Lehrpersonen hatten Mitgefühl, weil sie wahrnahmen, dass es den Betroffenen schlecht ging, und fragten sich, ob und wie sie sie darauf ansprechen könnten oder sollten. Und sie wollten wissen, ob die Jugendlichen in der Lage seien, trotz des Selbstverletzenden Verhaltens in die Schule zu gehen und am Unterricht teilzunehmen.

Dass diese Fragen nicht nur die Lehrerinnen und Lehrer, mit denen wir gesprochen haben, betrifft, zeigen Inhalte von Internetseiten wie z. B. die des Landesschulrats für Salzburg, auf der einige Informationen für Lehrpersonen zu Selbstverletzendem Verhalten zu finden sind (www.lsr-sbg.gv.at/service/schulische-praeventionsstelle-kis/gesundheits

foerderung/schuelerinnengesundheit/selbstverletzendes-verhalten). In Baden-Württemberg gibt es das Projekt »4S«: »Schulen stark machen gegen Suizidalität und Selbstverletzendes Verhalten«, das sich an alle Schulen richtet und zum Ziel hat, Lehrende und Betreuungsfachkräfte als Ansprechpersonen für Jugendliche mit dieser Problematik zu stärken (www.projekt-4s.de). Solche Initiativen zeigen, dass Selbstverletzendes Verhalten ein wichtiges Thema ist. Wir hoffen, mit dem vorliegenden Ratgeber Antworten auf einige der hier gestellten Fragen und beschriebenen Sorgen geben zu können.

Wie hätte nun Lauras Mutter auf die Verletzung ihrer Tochter reagieren können? Zunächst einmal ist es fraglich, ob sie die Verletzung ihrer Tochter überhaupt bemerkt hätte. Wenn wir davon ausgehen, dass Lauras Mutter berufstätig ist, hätte sie die frische Wunde vielleicht erst Tage später zufällig bemerkt. Vielleicht wäre es ihr gelungen, Laura zunächst ganz allgemein zu fragen, wie es ihr geht und was ihr gerade Sorgen macht. Vielleicht hätte Lauras Mutter aber auch Angst bekommen und es wäre hilfreich für sie gewesen, das nächste Kapitel unseres Buches zu lesen.

Kurz gefasst

Selbstverletzendes Verhalten kann für Betroffene eine Strategie sein, in belastenden Situationen Linderung zu erfahren. Gleichzeitig sind die selbstverletzenden Handlungen aber auch schambesetzt.

Eltern betroffener Jugendlicher sind oft verunsichert, fühlen sich schuldig, suchen nach Möglichkeiten, ihre Kinder zu unterstützen, und nach Wegen, mit dem Selbstverletzenden Verhalten ihrer Kinder umzugehen.

Selbstverletzendes Verhalten hat Auswirkungen auf Geschwister und die Gestaltung des familiären Alltags, der nicht immer konfliktfrei verläuft.

Auch Fachpersonen sind verunsichert und teilweise zu schlecht informiert über Selbstverletzendes Verhalten.

Ängste und Vorurteile

★★**★★** Stellen Sie sich einmal die folgende Situation vor: Sie sind die Bezugsperson eines 14-jährigen Mädchens. Sie sind ein Elternteil, ein Lehrer oder die Trainerin des Mädchens im Sportverein. Heute haben Sie zum ersten Mal bemerkt, dass sich das Mädchen selbst verletzt. Was geht in Ihnen vor? Vielleicht fühlen Sie sich schuldig: »Hätte ich doch nur …!«, »Was habe ich nur falsch gemacht?«. Vielleicht haben Sie auch Angst: »Was soll ich nur tun?«, sind wütend: »Wie kann sie mir das antun?« oder traurig: »Hatte sie denn keine andere Möglichkeit?«. All das ist normal! Jeder Mensch, der sich für einen anderen Menschen verantwortlich fühlt und entdeckt, dass dieser sich selbst verletzt, erlebt ein intensives Gefühlschaos. Manchmal führt das sogar dazu, die Entdeckung zu verleugnen: »Ich habe mich bestimmt geirrt!« oder zu bagatellisieren: »Das war doch gar nicht so schlimm, es kommt bestimmt nicht wieder vor«. In jedem Fall ist es wichtig, dass Sie sich mit Ihren Gefühlen auseinandersetzen. Denn unabhängig von Ihrer eigenen Betroffenheit greifen alle Menschen auf ein bestimmtes Denkschema zurück: Sie bewerten Situationen und Erlebnisse aufgrund allgemeingültiger gesellschaftlicher Einstellungen.

In diesem Kapitel erkunden wir unsere eigenen Gefühle und Vorurteile im Umgang mit Menschen, die sich selbst verletzen. Dabei liegt der Fokus nicht nur auf der Entstehung dieser Phänomene, sondern vor allem darauf, wie wir mit Selbstverletzendem Verhalten konstruktiv und hilfreich für die Betroffenen umgehen können. Neben verschiedenen Erklärungsansätzen werden wir auch die Stigmatisierung psychisch erkrankter oder beeinträchtigter Menschen in unserer Gesellschaft betrachten und was diese für die Betroffenen, insbesondere für jugendliche Betroffene, bedeutet.

▬ ▬ Vereinfachungen und Einstellungen

Kommen wir auf die eingangs geschilderte Situation zurück: Sie entdecken, dass Ihr Kind, Ihr Schüler, Ihre Schülerin oder ein Jugendlicher, für den Sie verantwortlich sind oder mit dem Sie arbeiten, sich selbst verletzt hat. Neben all den verwirrenden Gefühlen, die Sie gerade erleben, versuchen Sie, das Selbstverletzende Verhalten möglichst schnell innerlich einzuordnen, um handlungsfähig zu bleiben. Möglicherweise helfen Ihnen dabei Stereotype: Das sind Einstellungen, die sich auf bestimmte Gruppen von Menschen beziehen. Sie helfen uns, die Welt zu verstehen und schnelle Entscheidungen zu treffen.

Nehmen wir zur Verdeutlichung ein Beispiel:

EINE ÄLTERE DAME begegnet einem jungen Mann, der viele Tattoos hat und Springerstiefel trägt. Die Dame hat mit diesem jungen Mann noch keine Erfahrungen gemacht, trotzdem bekommt sie sofort Angst und wechselt vielleicht sogar die Straßenseite. Wie kommt das? Sie hat vielleicht in den Medien Berichte über junge Männer gelesen, die sich zu Gangs zusammenschließen und gemeinsam Verbrechen begehen. Im Gespräch mit ihrer Freundin wurde sie bestätigt: Auch diese machte sich aufgrund der Berichterstattung Sorgen und erzählte ihr von einem Überfall auf ein nahe gelegenes Geschäft durch zwei Männer, die genau wie in den Medien tätowiert waren und Springerstiefel trugen. In der alten Dame entstand eine einfache Formel: Junge Männer mit Tätowierungen und Springerstiefeln = Gefahr! Diese Formel soll ihr helfen, sich in schwierigen Situationen zu schützen. Sie kann ja nicht mit jedem Mann, auf den diese Beschreibung passt, zuerst ins Gespräch kommen und fragen, ob dieser wirklich gefährlich ist. Also verlässt sie sich auf das Sprichwort: »Vorsicht ist besser als Nachsicht«, und schon ist ein Stereotyp entstanden.

Wenn Stereotype zu Ausgrenzung führen

In vielen westlichen Gesellschaften haben Menschen Schwierigkeiten im Umgang mit psychisch erkrankten Menschen oder Menschen, deren Verhalten nicht der gesellschaftlichen Norm entspricht. Diese lösen Angst, Unsicherheit oder Unbehagen bei ihrem Gegenüber aus. Das zeigt sich z. B. darin, dass psychisch erkrankte Menschen sozial gemieden werden. Besonders ausgeprägt ist das, wenn ihr Gegenüber denkt, dass die Chancen für eine Verbesserung des Zustands schlecht stehen. Zudem herrscht die Einstellung vor, dass sich Menschen mit psychischen Problemen »zusammenreißen« sollten, um gesund zu werden (WOLKENSTEIN 2009). Das zugehörige Stereotyp könnte lauten: »Psychisch Kranke strengen sich einfach nicht genug an.« Was bedeutet das nun in Bezug auf Jugendliche, die sich – in welcher Form auch immer – selbst verletzen?

Zunächst könnte es sein, dass Menschen, die mit den Jugendlichen in Berührung kommen, verunsichert sind. Vielleicht haben sie auch Angst, etwas Falsches zu tun. Sie könnten z. B. denken, dass sich die Jugendlichen noch mehr oder schlimmer verletzen, wenn sie sie auf die Verletzungen ansprechen. Eventuell denken sie aber auch, dass die Jugendlichen sich mal »am Riemen reißen« sollten: eine Reaktion der Verärgerung, die sich häufig besser ertragen lässt als Angst oder Unsicherheit. Denn auf diese Weise liegt das Problem bei den Jugendlichen und nicht mehr bei den Menschen, die mit ihnen konfrontiert sind.

Eventuell sehen die Menschen aber auch einen Zusammenhang des Selbstverletzenden Verhaltens mit den Umständen, in denen die Jugendlichen aufgewachsen sind. In diesem Fall ist anzunehmen, dass sie sich nicht von den Jugendlichen distanzieren, sondern eher Mitleid empfinden (WOLKENSTEIN 2009).

In jedem Fall hat die Einstellung der Menschen einen Einfluss darauf, was ihr Gegenüber erlebt: Die Befürchtungen psychisch erkrankter Menschen, dass in ihrer Abwesenheit abfällig über sie geredet wird, dass sie als weniger kompetent erscheinen oder schlechtere Chancen haben, etwa bei der Bewerbung um einen Arbeitsplatz, sind berechtigt (WOLKENSTEIN 2009). Auch für Jugendliche, die sich selbst verletzen, besteht diese Gefahr der Diskriminierung: Da bei einem jungen Mädchen, das sich an den Armen »ritzt«, später deutliche Narben sichtbar sind, wird ihr Gegenüber auf diese Narben entsprechend seiner inneren Einstellung reagieren. Menschen, die diskriminierende Erfahrungen gemacht haben, fragen danach weniger um Hilfe (WOLKENSTEIN 2009): Sie kommen daher weniger in Kontakt mit hilfreichen Therapien oder Angeboten.

Besonders fatal ist in diesem Zusammenhang, dass auch die Hilfe- und Unterstützungssysteme nicht frei von Stigmatisierung sind. Dies liegt nicht nur an einzelnen Personen, die durch unbedachte oder wenig reflektierte Äußerungen zu einer Stigmatisierung psychisch Erkrankter beitragen, sondern auch am Gesamtsystem: Die medizinischen Diagnosen selbst konzentrieren sich auf Symptome, Defizite und das Nichtfunktionieren (HUCK 2010). Der Mensch mit all seinen anderen Anteilen findet darin keine Berücksichtigung. Auch gibt es bestimmte Diagnosen, vor denen einige Kliniken aufgrund dieser Dynamiken zurückschrecken.

★★★★ **Nehmen wir an, jemand hat sich das Bein gebrochen: Die medizinische Diagnose ist schnell gestellt. Das Bein versagt seinen vorgesehenen Dienst. Ob derjenige aber trotzdem seiner Arbeit nachgehen kann, weil er z. B. einen Job am Schreibtisch hat, oder ob er wie gewohnt am Abend für seine Kinder kochen und sie zu Bett bringen kann, weil die Wohnung** ebenerdig ist und er sich auch mit dem Gips gut darin bewegen kann, ist nirgendwo erwähnt. Eine andere Person mit gleicher Diagnose wäre vielleicht nicht mehr in der Lage, arbeiten zu gehen, wenn sie als Pflegefachperson in einem Altersheim tätig ist und dort den ganzen Tag für die Versorgung der alten Menschen auf den Beinen sein muss. Und wieder eine andere Person wäre nicht in der Lage, ihre Körperpflege durchzuführen, weil sie zum Erreichen des Bads eine Treppe hinaufsteigen muss, die mit dem Gipsbein nicht zu bewältigen ist. Eine medizinische Diagnose sagt also über den Menschen, seine Fähigkeiten und seine mögliche Teilhabe am Leben nichts aus. Warum kann diese Tatsache stigmatisierend sein? Stellen Sie sich weiter vor, der Arzt, der die Diagnose gestellt hat, entscheidet über die weitere Behandlung. Er verschreibt also Physiotherapie und stellt eine Krankmeldung für den Arbeitgeber des Patienten aus. Die erste Person benötigt die Krankmeldung gar nicht, wird aber trotzdem von ihrem Arzt »invalidisiert«, denn rechtlich gesehen darf sie nicht arbeiten, wenn sie vom Arzt krankgeschrieben wurde. Die zweite Person hat vielleicht keine Ahnung, wie sie den Weg zur Physiotherapie bewältigen soll, da ihre Wohnung ländlich liegt und eine Anbindung an den öffentlichen Verkehr fehlt. Die dritte Person erhält keine Unterstützung durch einen ambulanten Pflegedienst, um ihre Köperpflege durchführen zu können, da der Arzt sich gar nicht vorstellen konnte, dass ein gebrochenes Bein diese Folgen haben könnte. Es ist also wichtig, den Menschen hinter einer medizinischen Diagnose zu sehen und dessen Bedürfnisse zu erfassen, um ihm helfen zu können.

Dies ist im psychischen Bereich nicht anders: Trotz gleicher Symptome gehen Menschen sehr unterschiedlich mit ihren Erkrankungen und möglichen Einschränkungen durch ihre psychische Belastung um. Jeder Mensch erlebt sein Problem – so ähnlich es auch dem Problem seiner Nachbarin oder seines Nachbarn sein mag – unterschiedlich.

Somit benötigen auch alle Menschen individuelle Hilfe. Entstigmatisierung fängt also dort an, wo wir Menschen fragen, wie sie ihre psychische Erkrankung erleben, welchen Sinn sie ihr geben, ob und welche Hilfe sie benötigen, welche Therapieform sie für hilfreich für sich halten und ob ihre Therapeutin oder ihr Therapeut zu ihnen passt. Davon ausgehend, dass jede psychische Krise ein individueller Lösungsversuch ist, geht es also weniger darum, standardisierte Hilfe anzubieten, als darum, zu erfahren, was das Problem und was eine geeignete – alternative – Lösung sein könnte (Utschakowski 2014b). Dies lässt sich ohne Einschränkungen auf Menschen übertragen, die sich selbst verletzen (siehe Kapitel »Meine eigene Rolle«, S. 69).

Exkurs: Stigmatisierung unter Jugendlichen

Unter Jugendlichen ist Stigmatisierung besonders ausgeprägt (Bock, Urban 2010). Das Suchen der eigenen Identität, eigener Wertvorstellungen und Ansichten ist eine herausfordernde Aufgabe für die Heranwachsenden. Vorurteile können dabei hilfreich sein, sich in der Beliebigkeit der unterschiedlichsten gesellschaftlichen Ansichten zurechtzufinden und einen – vorläufigen – Halt, Sicherheit und Orientierung zu finden (Resch 2017). Das Zeitalter moderner sozialer Medien ermöglicht Jugendlichen nicht nur einen schnellen und effektiven Austausch von Meinungen und Bewertungen, sondern trägt auch dazu bei, dass Mobbing, Bullying und andere Formen von Ausgrenzung ein größeres Ausmaß annehmen, da mehr Personen in kürzerer Zeit involviert und informiert werden können.

Vorurteile und Stigmatisierung sind aber im Jugendalter noch nicht so verfestigt wie im Erwachsenenalter und können durch gezielte Interventionen gut beeinflusst werden (Bock, Urban 2010). So bietet beispielsweise der Verein »Irre menschlich Hamburg« Antistigma-Projekte in Schulen und

Jugendeinrichtungen an, die es pädagogischen Fachpersonen ermöglichen sollen, mit den Jugendlichen über ihre Lebensziele, aber auch über Lebenskrisen ins Gespräch zu kommen. Dem Einbezug von Menschen mit Psychiatrieerfahrung in den Projekten kommt dabei eine besondere Bedeutung zu, da die Jugendlichen nicht nur theoretisch, sondern auch praktisch mit ihren Vorstellungen und Ansichten konfrontiert werden und diese im Dialog hinterfragen und anpassen können.

Weitere Informationen unter www.irremenschlich.de.

Verinnerlichung der zugeschriebenen Merkmale

Viele Menschen, die psychisch erkrankt oder beeinträchtigt sind, stigmatisieren sich auch selbst. Wie kommt es dazu? Wenn Menschen in ihrem Umfeld Stigmatisierung erleben, z. B., indem sie auf ihre Erkrankung, ihre eingeschränkten Möglichkeiten oder Aspekte ihres Verhaltens reduziert werden, beginnen sie irgendwann, sich selbst so zu sehen, wie ihr Umfeld sie sieht. Die Zuschreibungen, die sie immer wieder hören, prägen sich ihnen ein. Zu Beginn wehren sie sich vielleicht noch, indem sie ihr Selbstbild verteidigen. Je öfter sie jedoch mit einem anderen Bild konfrontiert werden und je nachdrücklicher und bestimmter diese Zuschreibungen geäußert werden, umso schwieriger wird es, das eigene Bild über sich selbst aufrechtzuerhalten (Backhaus 2014).

Ein besonders grausames Beispiel findet sich in der Serie »Game of Thrones«: Theon Graufreud wird von Ramsay Bolton immer wieder mit dem Namen »Stinker« betitelt. Am Anfang wehrt sich Graufreud, wenn Bolton fragt, wer er sei. Er besteht darauf, dass er Theon Graufreud ist. Im Verlauf nimmt Theon jedoch nicht nur den Namen, sondern sogar die Identität des »Stinkers« an. Er bezeichnet sich selbst als Stinker und weist sich auch entsprechende Eigenschaften zu, wie etwa, Bolton treu ergeben zu sein. Seine eigene Identität legt er ab und ist seiner neuen Identität als Diener vollständig ergeben.

Was bedeutet dies nun im Umgang mit Jugendlichen, die sich selbst verletzen? Ein Mensch, der sich selbst verletzt, hat auch viele gesunde Anteile. Er greift nicht in jeder Situation auf das Selbstverletzende Verhalten zurück, und seine Persönlichkeit besteht auch nicht nur aus diesem einen Aspekt. Wenn jedoch jede Handlung, jede Entscheidung mit dem Selbstverletzenden Verhalten in Verbindung gebracht wird, kann das stigmatisierend wirken. Setzt sich dies über einen längeren Zeitraum fort, werden die Betroffenen sich selbst nur noch unter dem Label »selbstverletzend« sehen.

THORSTEN begann nach einem Schulwechsel, sich selbst zu ritzen. Er fand keinen Anschluss in der neuen Klasse und wurde von einer Gruppe von Jungen gemobbt: Immer wieder verschwanden seine Schulsachen, auf Facebook tauchten bearbeitete Bilder von ihm auf, die ihn als homosexuell darstellten, und einmal klaute sogar jemand sein Handy und stellte einen Post ins Internet, in dem Thorsten behauptete, Sex mit einem Jungen der Nachbarklasse gehabt zu haben. Thorstens Eltern unterstützten ihn dabei, die Jungen anzuzeigen, konnten aber nicht nachvollziehen, welchem Druck sich Thorsten ausgesetzt fühlte – aus ihrer Sicht hatte er das Richtige getan und konnte sich nun wieder auf die Schule konzentrieren.
Als die Eltern merkten, dass Thorsten sich trotzdem weiterhin selbst verletzte, veränderte sich ihr Verhalten ihm gegenüber: Als es Konflikte im Sportverein gab, entschieden sie, dass Thorsten nicht an der geplanten Jugendfreizeit teilnehmen sollte, weil er das bestimmt nicht aushalten würde. Manchmal »vergaßen« sie, Thorsten Nachrichten seines besten Freundes zu übermitteln, der gerade selbst eine schwie-

rige Zeit in seiner Familie durchmachte. Sie wollten Thorsten nur beschützen, denn sie befürchteten, die Schwierigkeiten des Freundes könnten ihn übermäßig belasten. Und als Thorsten von seiner Lehrerin für den Wettbewerb »Jugend forscht« vorgeschlagen wurde, lehnten sie seine Teilnahme von vornherein ab, da er dem Druck sicher nicht gewachsen sei. Zu Beginn war Thorsten noch wütend auf seine Eltern, aber irgendwann fügte er sich: Sie meinten es ja nur gut. Er war eben nicht so belastbar. Wenn er es schon nicht aushielt, dass ihn nicht jeder in der Schule mochte, würde er andere Situationen sicher auch nicht gut aushalten können.

Thorsten erfuhr also über die Reaktion seiner Eltern auf sein Selbstverletzendes Verhalten eine Zuschreibung: »Ich bin nicht belastbar.« Dabei meinten es seine Eltern gut. Sie wollten vermeiden, dass sich ihr Sohn selbst verletzt, hatten vielleicht auch Angst, dass zusätzliche Sorgen dazu führen könnten, dass Thorsten zu noch drastischeren Mitteln greift. Sie reduzierten ihn damit aber auf diesen Teil seines Verhaltens und ließen ihm nicht die Chance, im Sportverein andere Erfahrungen mit sozialen Kontakten zu machen oder bei »Jugend forscht« zu zeigen, welche Fähigkeiten in ihm stecken. Immer wieder zu spüren, dass seine Eltern dachten, dass er unter Druck nicht anders reagieren könne als sich selbst zu verletzen, führte bei Thorsten schließlich zur Selbststigmatisierung.

▬ ▬ Stereotype infrage stellen und ersetzen

Was können Sie tun, um Stereotype, negative Einstellungen und Stigmatisierung gegenüber Jugendlichen zu vermeiden, die sich selbst verletzen?

Sie tun bereits etwas: Sie lesen diesen Ratgeber. Wissen und Informationen tragen wesentlich dazu bei, Stereotype infrage zu stellen und sie irgendwann auch durch andere Einstellungen ersetzen zu können. Vielleicht können Sie Ihr Wissen auch in Ihrer Umgebung weitergeben. Je mehr Menschen Tatsachen über Jugendliche kennen, die sich selbst verletzen, umso weniger besteht die Gefahr, dass diese Jugendlichen diskriminiert werden. Zudem können Sie sich um eine individuelle Sichtweise auf jeden einzelnen Jugendlichen bemühen, denn wie Katharina Horn, eine Expertin aus Erfahrung, feststellt: »Gewinner sind nicht nur diejenigen, die sich am besten – an welche Werte auch immer – anpassen, sondern die einen passablen Weg gefunden haben, zufrieden zu leben. Dabei könnte es helfen, weniger in Gruppenzugehörigkeiten zu denken, sondern den Menschen individuell zu sehen« (FREIMÜLLER 2010a, S. 9).

Antistigma-Kompetenz (siehe Abbildung 1) setzt sich aus drei Hauptfaktoren zusammen: Wissen, Haltung und Verhalten. Im Idealfall führt erworbenes Wissen zu einer veränderten Haltung und diese wiederum zu einem veränderten Verhalten.

ABBILDUNG 1 **Antistigma-Kompetenz**

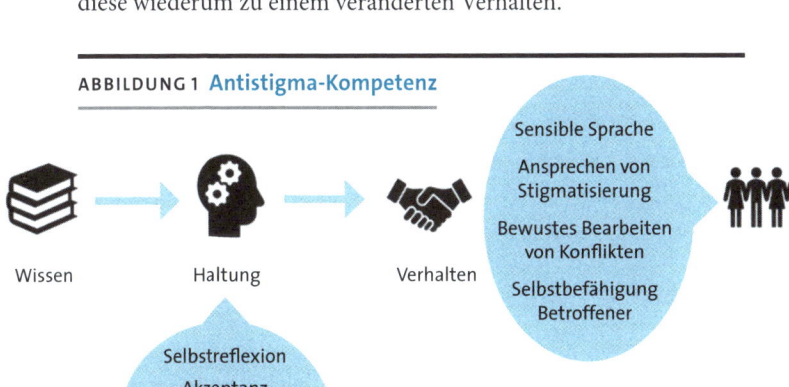

Was verbirgt sich aber hinter den Begriffen Haltung und Verhalten? Unter *Haltung* wird zunächst eine Sensibilität gegenüber Stigmatisierung, Stereotypen oder auch negativen Annahmen verstanden. Die eigene Haltung verändert sich durch Selbstreflexion, Akzeptanz, Empathie, aber auch durch Fokussierung auf die Ressourcen des Gegenübers, anstatt auf dessen Probleme.

Ändert sich die Haltung, wird dies im *Verhalten* nach außen deutlich: durch eine sensible Sprache, durch das Ansprechen von wahrgenommener Stigmatisierung, durch das bewusste Bearbeiten von Konflikten, aber auch durch die Selbstbefähigung Betroffener. Diese kann gefördert werden, indem wir mehr zu selbstständigem, autonomem Handeln befähigen und die Betroffenen auch selbst entscheiden lassen, statt ihnen Entscheidungen abzunehmen (FREIMÜLLER 2010b).

Wenn Sie Fragen haben und dieser Ratgeber Ihnen diese nicht beantwortet: Suchen Sie Kontakt zu Betroffenen. Viele Erwachsene, die sich als Jugendliche selbst verletzt haben, sind bereit, anderen davon zu erzählen. Wenn Sie niemanden kennen, könnten Sie z. B. Kontakt zu einer Selbsthilfegruppe aufnehmen und dort Ihre Fragen stellen. Oder Sie wenden sich an eine der Organisationen, die Psychiatrieerfahrene ausbildet (siehe S. 77). Wenn Sie mit Jugendlichen arbeiten, könnten Sie auch ehemalige Betroffene einladen, Ihnen und Ihren Kolleginnen und Kollegen von ihren Selbstverletzungen zu erzählen. Jeder dieser Kontakte kann dazu beitragen, Vorurteile abzubauen (WOLKENSTEIN 2009).

Grundsätzlich steht Ihnen neben den in Kapitel »Welche Hilfsangebote gibt es?« (S. 88) genannten Unterstützungsangeboten auch der Kontakt zu Fachpersonen offen: Psychiaterinnen und Psychologen, Pflegende, die mit psychisch erkrankten Kindern und Jugendlichen arbeiten, Sozialarbeitende oder andere Fachpersonen, die sich mit der psychischen Gesundheit von Kindern und Jugendlichen beschäftigen, sind alle fachkompetente Ansprechpartner zur Klärung Ihrer individuellen Fragen oder Anliegen.

Kurz gefasst

Ängste, Vorurteile und Stereotype sind wichtig, um im Zusammenleben mit anderen Menschen schnelle Entscheidungen treffen und sich gegebenenfalls schützen zu können.

Unreflektiert können Ängste und Vorurteile zur Stigmatisierung Einzelner führen.

Stigmatisierung durch das Umfeld kann zur Selbststigmatisierung Betroffener beitragen. Stigmatisierung ist bei Jugendlichen besonders verbreitet.

Wissen und Informationen sind die Grundlage für die Veränderung der eigenen Haltung und damit auch des individuellen Verhaltens.

Positive Veränderungen sind möglich, wenn alle Beteiligten dazu beitragen, Wissen zu verbreiten, und bereit sind, ihre eigene Haltung zu hinterfragen.

Was ist Selbstverletzendes Verhalten?

Selbstverletzendes Verhalten wird in der Literatur ganz unterschiedlich bezeichnet. So finden sich Begriffe wie Autoaggression, Selbstbeschädigung, kutane Artefakte, selbstdestruktives Verhalten oder Automutilation. Von Selbstverletzendem Verhalten sprechen wir, wenn sich eine Person bewusst oder unbewusst aktiv Verletzungen zufügt, etwa mit Messern, Rasierklingen, Scherben oder Nadeln. Vermehrt in den letzten Jahren zu beobachten ist auch das Verschlucken scharfer Gegenstände als neue Form der Selbstverletzung.

Für Selbstverletzendes Verhalten kann es ganz unterschiedliche Gründe geben. Neben einer ernsthaften psychischen Störung, wie Depressionen, Ess-, Zwangs- oder Angststörungen, kann es auch ein »Ausprobieren« ohne psychischen Hintergrund sein. Zum Beispiel wenn eine Freundin davon berichtet, dass sie gute Erfahrungen damit gemacht hat, um Spannungszustände abzubauen, oder es als einen »Kick« erlebt hat. Auch ein schlechtes Selbstwertgefühl, sich selbst nicht mehr spüren zu können, einen Schmerz übertönen oder sich selbst bestrafen zu wollen oder die Unfähigkeit, seine Gefühle auszudrücken, können Ursachen sein. Besonders häufig kommt es im Rahmen einer Borderline-Persönlichkeitsstörung zu Selbstverletzungen.

Dieses Kapitel kann Ihnen helfen, wenn Sie Daten und Fakten zu Selbstverletzendem Verhalten suchen. Hier erfahren Sie, was es bedeutet, wenn Selbstverletzendes Verhalten als psychische Störung diagnostiziert wird, wie verbreitet das Phänomen ist und wie es zur Entwicklung Selbstverletzenden Verhaltens bei Jugendlichen kommen kann.

■ ■ Ist Selbstverletzendes Verhalten eine Krankheit oder ein Symptom?

Die Frage, ob Selbstverletzendes Verhalten eine Krankheit oder ein Symptom ist, kann mit »Es kann beides sein« beantwortet werden. Nichtsuizidales Selbstverletzendes Verhalten könnte künftig als eigenständige Diagnose und damit als eigenständige Erkrankung zu sehen sein (siehe nächsten Abschnitt). Selbstverletzendes Verhalten kann aber auch als Symptom z. B. im Rahmen einer Borderline-Persönlichkeitsstörung auftreten. Beide Störungsbilder haben gemeinsam, dass die Betroffenen Schwierigkeiten im Umgang mit Emotionen haben (In-Albon u. a. 2015, siehe auch S. 47). Unterschiede zeigen sich unter anderem darin, dass Menschen mit einer Borderline-Persönlichkeitsstörung im Vergleich zu Menschen mit nichtsuizidalem Selbstverletzendem Verhalten durch hohe Ausprägungen von depressiven Symptomen, Angst, Suizidalität und Symptomen anderer psychischer Störungen charakterisiert sind (Selby u. a. 2012).

Grundsätzlich lassen sich Krankheit und Gesundheit schlecht voneinander abgrenzen. In der Fachwelt hat sich daher das Bild eines Kontinuums (Backhaus 2014) durchgesetzt:

★★★★ Stellen Sie sich eine Linie vor, an deren einem Ende völlige Gesundheit und an deren anderem Ende absolute Krankheit angesiedelt sind. Niemand befindet sich je am einen oder anderen Ende, denn wir haben zu jeder Zeit in unserem Leben gesunde und kranke Aspekte in uns. Nehmen wir z. B. an, Sie leiden unter Migräne: An Tagen, an denen Sie einen Migräneanfall haben, fühlen Sie sich wahrscheinlich sehr krank. Sie sind vermutlich nicht in der Lage, alltäglichen Anforderungen zu genügen, oder auch nicht, sich selbst adäquat zu versorgen. Ihr einziger Wunsch ist es, in einem abgedunkelten, stillen Zimmer zu liegen und möglichst schnell wieder schmerzfrei zu werden. Sind Sie in dieser Lage vollkommen krank? Wohl nicht. Ihre Atmung, Ihre Körpertemperatur, Ihre Verdauung und viele andere Funktionen Ihres Körpers sind vollständig erhalten. Sie haben keine äußeren Verletzungen, und sobald der Schmerz und die Übelkeit nachlassen, können Sie nach und nach wieder am Leben teilnehmen. Trotzdem fühlen Sie sich in dieser Situation sehr krank. Umgekehrt stellt sich die Frage, ob wir je vollkommen gesund sind. Wir fühlen uns vielleicht fit und energiegeladen, obwohl unser Immunsystem schon damit begonnen hat, einen Eindringling – beispielsweise in Form von Bakterien, die wir eingeatmet haben, als wir eine erkältete Freundin besucht haben – zu bekämpfen. Erst einige Stunden oder Tage später merken wir, dass wir ebenfalls erkältet sind – und trotzdem waren wir schon die ganze Zeit über »krank«.

Im medizinischen Sprachgebrauch werden selbstverletzende Verhaltensweisen, wie etwa sich Schnittwunden zufügen, Zigaretten auf der Haut ausdrücken oder verheilte Wunden erneut aufkratzen, als nichtsuizidales Selbstverletzendes Verhalten bezeichnet. Am weitesten verbreitet sind Selbstverletzungen an Armen und Händen, es werden aber auch andere Körperteile verletzt (BOSMAN, VAN MEIJEL 2008). Welche Stellen am Körper verletzt werden, hat damit zu tun, wie einfach zugänglich die Körperpartie ist, aber auch mit dem Wunsch, die Verletzungen verborgen zu halten, oder damit, dass bestimmte Teile des eigenen Körpers mit negativen Gefühlen verbunden sind.

WICHTIG ZU WISSEN

Nichtsuizidales Selbstverletzendes Verhalten schließt einige Praktiken Selbstverletzenden Verhaltens wie Onychophagie (Fingernägelkauen) explizit aus. Wenn wir in der Folge von Selbstverletzendem Verhalten sprechen, beziehen wir uns auf die Definition auf Seite 38.

■ ■ Diagnose »nichtsuizidales Selbstverletzendes Verhalten«

Eine Diagnose im psychiatrischen und medizinischen Kontext ist eine bewertende Zusammenfassung von Symptomen. Symptome sind Anzeichen von Erkrankungen oder Verletzungen, z. B. eine erhöhte Körpertemperatur bei Fieber oder ein über Wochen andauernder trauriger, niedergeschlagener Zustand bei einer Depression.

Die Symptome für eine psychische oder medizinische Diagnose sind in einer klaren und einheitlichen Definition festgelegt, um einerseits eine gemeinsame Sprache zwischen Ärztinnen, Therapeuten und anderen Helfenden im Behandlungssystem zu verwenden und um andererseits eine adäquate Behandlung zu ermöglichen.

Nichtsuizidales Selbstverletzendes Verhalten ist noch keine medizinische Diagnose. Dieses Verhalten gilt also noch nicht als eigenständige Erkrankung. Es wurde 2013 aber von der amerikanischen Vereinigung der Psychiater (FALKAI, WITTCHEN 2015) als weiter zu beforschende Diagnose in das Diagnostische Statistische Manual (DSM-5) aufgenommen. Das bedeutet, dass sich Fachpersonen wie Psychologinnen oder Ärzte einig darüber sind, dass hierzu weitere Forschung benötigt wird. Seitdem werden unterschiedlichste Aspekte dieses Verhaltens untersucht (u. a. ZETTERQVIST 2015). Aktuell bleibt abzuwarten, bis genügend gesichertes Wissen vorliegt, um nichtsuizidales Selbstverletzendes Verhalten als eigenständige Erkrankung diagnostizieren zu können. Für das deutsche Abrechnungssystem ist dann die Verschlüsselung nach der Internationalen statistischen

Klassifikation der Krankheiten und verwandter Gesundheitsprobleme (ICD) entscheidend.

> **DEFINITION: NICHTSUIZIDALES SELBSTVERLETZENDES VERHALTEN**
>
> Nichtsuizidales Selbstverletzendes Verhalten ist definiert als freiwillige, direkte Zerstörung oder Veränderung des Körpergewebes ohne suizidale Absicht, die sozial nicht akzeptiert, direkt und repetitiv ist (LLOYD-RICHARDSON u. a. 2007; PETERMANN, NITKOWSKI 2015) sowie meist zu kleinen oder moderaten Schädigungen führt.
>
> Zu nichtsuizidalem Selbstverletzendem Verhalten zählen nicht Onychophagie (Fingernägelkauen), Trichotillomanie (Haareausreißen) sowie Selbstschädigungen im Rahmen des Trotzverhaltens im Kleinkindalter.

Und um noch ein häufiges Missverständnis anzusprechen: Selbstverletzendes Verhalten bedeutet nicht, dass die Betroffenen an einer Borderline-Persönlichkeitsstörung leiden.

Exkurs: Borderline-Persönlichkeitsstörung

Unter einer Borderline-Persönlichkeitsstörung wird die emotional instabile Persönlichkeitsstörung vom Borderline-Typus verstanden. Betroffene Jugendliche und Erwachsene haben Schwierigkeiten damit, ihre Gefühle zu regulieren, und reagieren oft impulsiv. Ihre Gefühlslage ist sehr wechselhaft: Bei meist gedrückter Stimmung können Phasen starker Erregung, Angst, Verzweiflung oder auch Wut auftreten, die die Betroffenen kaum kontrollieren können. Zugleich berichten die Jugendlichen und Erwachsenen häufig von einem Gefühl innerer Leere. In vielen Fällen führen sie auch selbstschädigende Verhaltensweisen durch, z. B. Formen von Selbstverletzendem Verhalten oder riskante Sexualpraktiken.

DEFINITION: EMOTIONAL INSTABILE PERSÖNLICHKEITSSTÖRUNG

VOM BORDERLINE-TYPUS

Unter dem Begriff »emotional instabile Persönlichkeit« unterscheidet das Diagnosemanual ICD-10 zwischen dem impulsiven Typus und dem Borderline-Typus.

Beim impulsiven Typus müssen mindestens drei von fünf Merkmalen vorliegen, wobei das erste Merkmal zwingend vorhanden sein muss:

- Neigung zu Streitereien und Konflikten, vor allem wegen impulsiven und unerwarteten Handlungen;
- Neigung zu unerwarteten Handlungen ohne Berücksichtigung der Folgen;
- Neigung zu Wut oder Gewaltausbrüchen und Unfähigkeit, das explosive Verhalten zu kontrollieren;
- Schwierigkeiten, Handlungen beizubehalten, die nicht unmittelbar belohnt werden;
- Unbeständigkeit und Unberechenbarkeit der Stimmung.

Für die Diagnose des Borderline-Typus müssen mindestens drei der oben genannten Merkmale zutreffen und zusätzlich mindestens zwei dieser Merkmale:

- Unsicherheiten im Selbstbild bzw. in der eigenen Identität, Unsicherheiten bei eigenen Zielen und Vorlieben;
- Neigung zu intensiven, aber instabilen Beziehungen;
- übertriebene Bemühungen, nicht verlassen zu werden;
- wiederholte Androhung oder Durchführung von Selbstverletzendem Verhalten;
- anhaltende Gefühle der Leere.

Fachpersonen verstehen unter nichtsuizidalem Selbstverletzendem Verhalten mehr Symptome als »nur« die absichtliche Schädigung der eigenen Körperoberfläche. Das Verhalten muss über einen bestimmten Zeitraum auftreten, der betroffene Jugendliche muss einen Leidensdruck aufweisen und eine Einschränkung in seinem alltäglichen Leben. Zudem gibt es verschiedene Ausschlusskriterien:

Stereotypien (ständiges Wiederholen von Bewegungsabläufen) im Rahmen von Entwicklungsstörungen → Dabei kann es sich um einen Jugendlichen handeln, der aufgrund einer autistischen Störung immer wieder seinen Kopf gegen die Wand schlägt.

Selbstverletzendes Verhalten, das im Rahmen von Intoxikationen (Vergiftungen) auftritt → Dies betrifft Jugendliche, die sich unter Einfluss von Alkohol oder Drogen selbst verletzen, es also nicht getan hätten, wenn sie nüchtern gewesen wären.

Selbstverletzendes Verhalten, das im Rahmen von psychotischen Zuständen auftritt → Dabei handelt es sich um Jugendliche, die an einer ernsthaften psychischen Erkrankung leiden und sich im Rahmen dieser Krankheit selbst verletzen.

Was bedeutet es, wenn Jugendliche Leidensdruck und in ihrem alltäglichen Leben Einschränkungen haben? Zunächst gilt es, zu beachten, dass sich Jugendliche häufig schwertun, zuzugeben, dass es ihnen nicht gut geht. Sie ziehen sich zurück und wollen Fragen nach ihrem Befinden nicht beantworten. Einige verharmlosen ihre Gefühle auch.

Um Einschränkungen im alltäglichen Leben handelt es sich, wenn Jugendliche sich z. B. nicht mehr mit Freunden treffen, die Leistungen in der Schule stark nachlassen, sie sich nicht mehr wie gewohnt ernähren oder wenn sie ihre Aufgaben zu Hause vernachlässigen. Eine Einschränkung kann aber ebenso vorliegen, wenn etwa eine

Jugendliche im Sportunterricht lange Kleidung trägt, obwohl dies den Temperaturen nicht angemessen erscheint. Da ein Teil dieser Symptome in der Pubertät auch normal sein kann, ist es meist gar nicht einfach, herauszufinden, ob es den Jugendlichen wirklich schlecht geht oder ob ihr Verhalten Teil des normalen Entwicklungsprozesses ist. Nichtsuizidales Selbstverletzendes Verhalten erfolgt grundsätzlich ohne suizidale Absichten. Es kann aber auch sein, dass Jugendliche suizidale Absichten äußern.

▰ ▰ Suizidgedanken oder -absichten

Einige Fachpersonen interpretieren Selbstverletzendes Verhalten als Schutz vor Suizidalität im Jugendalter: Die Selbstverletzung dient der Selbstregulation, dem Spannungsabbau, und ist eine Strategie, um mit schwierig auszuhaltenden Situationen umzugehen. Daher kann sie dazu beitragen, dass die Betroffenen weniger häufig in sehr schwere seelische Krisen geraten, die zu Suizidversuchen führen. Dieser Gedanke begründet auch die Empfehlung, das Selbstverletzende Verhalten nicht zu unterbinden, ohne dass die Jugendlichen alternative Strategien erlernt haben, wie sie mit ihren Problemen umgehen können – dies könnte sonst zu deutlich schwereren Krisen führen (Resch 2017).

Gleichzeitig weisen Studien darauf hin, dass Jugendliche, die sich selbst verletzen, ein höheres Risiko haben, suizidale Gedanken zu entwickeln. Dies wird verständlich, wenn wir uns überlegen, dass die Betroffenen häufig in Beziehungen enttäuscht wurden oder sich selbst als Versager erleben und in emotional herausfordernden Situationen keinen anderen Weg mehr gefunden haben, als sich selbst zu verletzen, um die Unerträglichkeit zu mildern. Auch Suizidgedanken entspringen häufig dem Wunsch, die schier nicht auszuhaltenden inneren Schmerzen nicht mehr fühlen zu müssen. Wie beim Selbstverletzenden Verhalten ist der »suizidale Modus« ebenfalls ein Zustand, in dem Menschen aus ihrer aktuellen Lage am liebsten flüchten würden und großen Stress – sowohl körperlich als auch seelisch – erleben. Und wie beim Selbstverletzenden Verhalten nehmen Menschen vor einem Suizidversuch häufig eine Entfremdung des eigenen Körpers wahr, die es überhaupt erst möglich macht, sich selbst zu schaden (Gysin-Maillart, Michel 2013).

Gerade weil diese Phänomene sich so ähnlich sind, ist es wichtig, suizidale Äußerungen von Jugendlichen ernst zu nehmen und sie nicht als ein Heischen nach Aufmerksamkeit zu entwerten. Insbesondere bei Jugendlichen, die mit einem riskanten Lebensstil wie etwa dem übermäßigen Konsum von Alkohol und Drogen oder anderen gefährdenden Verhaltensweisen bereits im Kontakt gewesen sind, können Suizidabsichten wie ein Roulettespiel wirken: Der Drang, die aktuelle Situation zu beenden, ist so groß, dass sie die mögliche Todesfolge billigend in Kauf nehmen (Resch 2017). Weil Suizidalität im Jugendalter vielfältige Formen annehmen kann und schwierig einzuschätzen ist, ist es wichtig, die Jugendlichen zu fragen und auch eine fachliche Einschätzung vornehmen zu lassen. Die Betroffenen selbst können beide Zustände gut voneinander unterscheiden. Sie werden ihr Wissen aber nur mitteilen, wenn sie spüren, dass ihr Gegenüber ernsthaft an ihrem Erleben interessiert ist und sie in der Bewältigung unterstützen will (Gysin-Maillart, Michel 2013).

Wir empfehlen Ihnen daher grundsätzlich, eine Fachperson hinzuzuziehen, wenn Jugendliche suizidale Gedanken äußern. Die Motive dieses Wunsches sollten offen mit den Betroffenen besprochen werden. Entgegen landläufigen Ansichten ist es wichtig, ruhig und klar über

Suizidgedanken und -absichten zu sprechen. Dies erhöht nicht das Risiko eines Suizids, sondern senkt es sogar, da die Jugendlichen über die Möglichkeit, ihre Gedanken offen zu äußern, häufig erleichtert sind (In-Albon u. a. 2015). Dies darf Eltern und Bezugspersonen auf jeden Fall zu nahegehen! Auch sie benötigen in dieser Situation fachliche Unterstützung, um gemeinsam mit den Jugendlichen Lösungen und neue Perspektiven zu entwickeln.

Folgende Merkmale können auf Suizidalität bei Kindern und Jugendlichen hinweisen: Das Kind oder der Jugendliche
- zieht sich von Freunden und der Familie zurück;
- äußert Gefühle der Hoffnungslosigkeit und der Wertlosigkeit;
- zeigt Veränderungen in der Persönlichkeit;
- beschäftigt sich in unüblicher Form mit den Themen Tod und Sterben;
- verschenkt persönliche Gegenstände;
- äußert andeutungsweise oder offen Suizidabsichten;
- wirkt unruhig, angespannt oder im Denken und Handeln verlangsamt;
- ist sehr traurig und gereizt;
- hat Schuldgefühle und macht sich Selbstvorwürfe;
- zeigt einen nicht erklärbaren Leistungsabfall;
- ist gehäuft in Schule oder Ausbildung abwesend,
- wirkt müde und schläft entweder nur wenig oder sehr viel (In-Albon u. a. 2015).

Besonders gefährdet sind Jugendliche, die schon einmal versucht haben, sich zu suizidieren, oder die kürzlich einen Verlust, z. B. einer nahestehenden Bezugsperson, erlebt haben (In-Albon u. a. 2015). Nur in wenigen Fällen benötigen Jugendliche zur Behandlung ihrer Suizidalität einen stationären Aufenthalt in einer psychiatrischen Klinik. Es ist aber wichtig, dass Sie Warnsignale erkennen, die zu einer suizidalen Krise führen können, und wissen, wie sie sich selbst helfen oder an wen sie sich wenden können, wenn sie Hilfe von anderen benötigen.

Falls die Fachperson, die mit dem Jugendlichen arbeitet, zu der Einschätzung gelangt, dass eine stationäre Behandlung hilfreich wäre, empfehlen wir Ihnen als Eltern, sich mit anderen betroffenen Eltern auszutauschen (siehe S. 88) oder auch selbst therapeutische Unterstützung in Anspruch zu nehmen. Die Begleitung eines Kindes oder Jugendlichen in einer psychischen Krisensituation ist eine sehr anspruchsvolle Aufgabe. Neben der Angst um die betroffene Person schleichen sich häufig Selbstvorwürfe oder Selbstabwertungen in die eigenen Gedanken ein. Um handlungsfähig zu bleiben, kann es daher wichtig sein, gut für sich selbst zu sorgen und Hilfe zu suchen.

WICHTIG ZU WISSEN

Nur in seltenen Fällen kommt es aufgrund von Suizidalität zu einer unfreiwilligen Einweisung eines Jugendlichen in eine psychiatrische Klinik. Dies ist der Fall, wenn der Impuls, sich zu suizidieren, so stark ist, dass die Verantwortung für die Bezugspersonen zu groß wäre, allein mit dem Jugendlichen zu Hause zu sein. Fachpersonen sprechen in diesem Fall von fehlender Absprachefähigkeit. Das bedeutet, dass die Jugendlichen auch nicht mehr für kürzeste Zeit in der Lage sind, an etwas anderes zu denken als an den Suizid und sich deshalb auch nicht mehr selbstständig melden und um Hilfe bitten können.

In psychiatrischen Kliniken werden die Jugendlichen während dieser Zeit rund um die Uhr von einer Fachperson begleitet (1:1- oder auch Intensivbetreuung genannt). Die damit einhergehende Belastung, aber auch die ständige Sorge um den Jugendlichen sollten nahestehende Menschen nicht tragen müssen. Daher werden Fachpersonen eventuell auch gegen den Willen der betroffenen Familien zu deren Schutz die Entscheidung für eine Einweisung in eine Klinik treffen.

▄▄ Wie viele Jugendliche verletzen sich selbst?

Selbstverletzendes Verhalten ist ein Phänomen, das überwiegend im Jugendalter auftritt. So haben Wissenschaftlerinnen und Wissenschaftler aus Australien (SWANNELL u. a. 2014) viele Studien analysiert und auf diese Weise herausgefunden, dass 17,2 Prozent der Jugendlichen und 13,4 Prozent der jungen Erwachsenen einmal in ihrem Leben an Selbstverletzendem Verhalten leiden, während es bei den Erwachsenen nur 5,5 Prozent sind. Auch Forschende in den deutschsprachigen Ländern haben solche Zahlen erhoben (PLENER u. a. 2013). Sie fanden heraus, dass 11 Prozent der Jugendlichen in Österreich, 14 Prozent der Jugendlichen in Deutschland und 8 Prozent der Jugendlichen in der Schweiz sich in einem definierten Zeitraum von sechs Monaten selbst verletzen. In einer anderen australischen Untersuchung (MORAN u. a. 2012) wurden mehr als 1.800 Jugendliche über einen langen Zeitraum untersucht. Damit konnte gezeigt werden, dass 8 Prozent der Jugendlichen über Selbstverletzendes Verhalten berichteten, darunter mehr Mädchen (10 Prozent) als Jungen (6 Prozent). Weiter fand sich eine deutliche Abnahme in der Frequenz des Selbstverletzenden Verhaltens in der späten Adoleszenz. 7 Prozent der teilnehmenden Jugendlichen, die von Selbstverletzungen berichtet hatten, taten dies im jungen Erwachsenenalter nicht mehr.

Was sagen uns diese Zahlen? Als Jugend oder Adoleszenz wird der Lebensabschnitt zwischen Kindheit und Erwachsenenalter bezeichnet, dessen Beginn häufig mit der Pubertät gleichgesetzt wird. Daran schließt sich die Phase des jungen Erwachsenen- und schließlich die Zeit des Erwachsenenalters an. Genauere Altersangaben zu machen ist schwierig. Juristisch betrachtet ist man in den deutschsprachigen Ländern mit der Vollendung des 18. Lebensjahres erwachsen – aber sind junge Menschen dieses Alters wirklich erwachsen?

Zumindest in den westeuropäischen Gesellschaften entsteht zunehmend der Eindruck, dass die Pubertät früher beginnt und die Jugend oder die Adoleszenz länger andauert. Forschende, die Studien über amerikanische Jugendliche von 1976 bis 2016 ausgewertet haben, kommen zu dem Ergebnis, dass sich der Eintritt in das Erwachsenenalter nach hinten verschoben hat (TWENGE, PARK 2019). Ein Artikel des Scientific American titelt sogar: »Verlängerte Adoleszenz: Wenn 25 das neue 18 ist« (STETKA 2017). Es ist also vermutlich richtig, anzunehmen, dass der Übergang in das nächste Lebensalter individuell sehr verschieden ist. Und trotzdem können wir anhand dieser Zahlen sehen, dass das Selbstverletzende Verhalten bei vielen Menschen mit zunehmendem Lebensalter weniger wird oder ganz aufhört. Das gibt sicherlich Anlass zur Hoffnung und Zuversicht! Aufgrund dieser Daten wissen wir, wie es in der gesamten Gruppe von Jugendlichen und jungen Erwachsenen um das nichtsuizidale Selbstverletzende Verhalten bestellt ist. Leider geben sie aber keine Auskunft darüber, wie es im ganz konkreten Einzelfall sein wird.

Hinzu kommt, dass dieses Verhalten Narben hinterlässt, die häufig auch dann noch zu sehen sind, wenn die Betroffenen sich schon lange nicht mehr selbst verletzen. Daher ist es wichtig, die Selbstverletzungen als Teil von sich selbst zu sehen und sie in die eigene Biografie einzuordnen.

▬ ▬ Schwierigkeiten im Umgang mit Emotionen

Was geschieht eigentlich, wenn wir gefragt werden: »Wie fühlen Sie sich gerade?« Viele Menschen teilen als Antwort auf diese Frage ihre Gefühle mit. Beispielsweise freuen sie sich, weil sie heute Abend Zeit für sich haben oder Zeit mit ihrem Partner verbringen können. Sie könnten aber auch Informationen über ihr Ausmaß an Stress mitteilen, wenn sie z. B. Arbeit mit nach Hause nehmen mussten oder eines ihrer Kinder krank ist. Oder sie antworten auf ihre Gesundheit bezogen, wenn sie das Gefühl haben, dass sie eine Erkältung bekommen. Sowohl mit unseren Gefühlen, unserem aktuellen Stresslevel als auch unserer Gesundheit können wir also die Frage beantworten, wie es uns geht.

Unter Emotionen werden komplexe Muster von Veränderungen verstanden. Sie setzen sich aus körperlicher Erregung, dem Verständnis eines Menschen für seine Gefühle sowie dem gezeigten Verhalten zusammen. Alle Menschen, egal welcher Kultur sie angehören, kennen Emotionen wie Angst, Traurigkeit, Wut oder Freude. Der Ausdruck von Emotionen ist jedoch unterschiedlich. Während in den westlich geprägten Ländern die Trauer beim Verlust eines Menschen nur wenig nach außen gezeigt wird, ist es in vielen östlichen Kulturen Usus, laut zu klagen und zu weinen oder sogar seine Kleidung zu zerreißen. Das gezeigte Verhalten, als Teil der Emotionen, weicht also grundlegend voneinander ab.

Mit dem Ausdruck von Emotionen können auch soziale Zwecke erfüllt werden: Jemand, der mit rotem Kopf laut herumschreit oder sogar Gegenstände wirft, zeigt seiner Umgebung, dass er sehr wütend ist. Emotionen sind eine Reaktion auf ein bestimmtes Ereignis und daher sehr intensiv und kurzlebig (Gerrig, Zimbardo 2016). Stimmungen hingegen sind weniger intensiv und können mehrere Tage anhalten. Zwischen einer Stimmung und einem bestimmten Ereignis besteht häufig eine schwächere Beziehung. So kann man in guter und schlechter Stimmung sein, ohne genau zu wissen, warum.

Jugendliche mit nichtsuizidalem Selbstverletzendem Verhalten haben häufig Schwierigkeiten, mit ihren Emotionen umzugehen (KLONSKY 2007).

KEVIN ist im Alltag häufig aufbrausend und impulsiv. Viele Dinge machen ihn wütend, wenn z. B. seine Mutter vergessen hat, seine Sportklamotten zu waschen, obwohl sie doch genau weiß, wann er Training hat. Kevin ist aber auch oft traurig und fühlt sich einsam. Seit seine Oma gestorben ist, fühlt er sich von den Erwachsenen nur noch unverstanden. Seine Eltern hören ihm einfach nie richtig zu und wissen immer alles besser. Dabei wünscht Kevin sich nichts mehr, als dass sie ihn in den Arm nehmen und trösten, wenn wieder einmal alles schiefläuft.

Es ist also wichtig, den Unterschied zwischen Emotionen und Stimmungen zu kennen: Eine länger andauernde traurige, niedergeschlagene Stimmung kann das erste Anzeichen für die Entwicklung einer Depression sein. Die Traurigkeit, die ein Jugendlicher ganz intensiv beim Tod seines Haustiers erlebt, ist jedoch erst einmal kein Anlass zur Sorge und wird in der Regel im Verlauf der Zeit wieder nachlassen.

▪ ▪ Erleben von Stress

★★★✱ Stellen Sie sich vor, Sie sitzen in Ihrem Auto, hören Ihren Lieblingssong im Radio und singen laut mit. Plötzlich läuft Ihnen ein Hund vor das Auto, sodass Sie stark abbremsen müssen. Was empfinden Sie? Wut? Erschrecken? Angst?

Viele Menschen verschaffen ihren Gefühlen erst einmal Luft, indem sie den Hund lauthals beschimpfen. Das ändert die Situation zwar nicht, reduziert aber den gefühlten Stress! Wie würden Sie reagieren?

Als Stress gilt ein Ereignis, das unser persönliches Gleichgewicht stört (in diesem Fall den Genuss des Songs und der entspannten Fahrt) und für dessen Bewältigung wir stark gefordert oder sogar überfordert sind (plötzliche Konzentration, um das Bremsmanöver einzuleiten und schnell genug zu reagieren, um den Hund nicht zu überfahren).

Jeder Mensch kennt Stress aus seinem Alltag. Wir nehmen ihn körperlich wahr, indem wir verspannt oder schnell erschöpft sind. Psychisch merken wir vielleicht, dass wir schneller gereizt reagieren oder auch »dünnhäutig« sind. Dieser negative Stress wird *Disstress* genannt. Positiven Stress, *Eustress*, kennen Sie z. B. von der Vorbereitung Ihrer Hochzeit, die Sie minutiös geplant haben, oder vom Training für einen Wettkampf, an dem Sie schon lange einmal teilnehmen wollten. Eustress spornt uns zu ungeahnten Leistungen an und ermöglicht positive Veränderungen.

Es ist also wichtig, wie wir Stress bewerten: Das Training für den Wettkampf ist sicher körperlich anstrengend und psychisch herausfordernd, es führt Sie aber direkt zu Ihrem Ziel, das Sie schon lange verfolgen. Schwierig wird es, wenn Sie keine positiven Aspekte in Belastungssituationen sehen können und in der Folge unter Schlafmangel, Verdauungsschwierigkeiten oder Kopfschmerzen leiden. Hält dieser Zustand an, kann Stress körperliche oder psychische Erkrankungen auslösen.

Neben der Bewertung der Situation spielen auch die Ressourcen, die wir zur Bewältigung von Stress mitbringen, eine wichtige Rolle. Diese können materieller Art (wie Geld oder Versorgungsleistungen), persönlicher Art (wie Fähigkeiten oder Charaktereigenschaften), sozialer Art (wie Familie und Freunde) oder auch professioneller Art (wie therapeutische Angebote) sein.

Was bedeutet dies nun bezogen auf Jugendliche mit Selbstverletzendem Verhalten? Jugendliche, die negativen Stress, Disstress, erleben, etwa weil sie den Lernstoff nicht verstehen und keine Freunde haben, die ihnen bei den Aufgaben helfen können, geraten, je länger diese Situation anhält, immer mehr unter Druck. Das Ausbrennen einer Zigarette auf der Haut ist dann eine Möglichkeit, sich endlich Luft zum Durchatmen zu verschaffen. Der negative Stress, der Lerndruck, lässt in diesem Moment nach und der Jugendliche erlebt Erleichterung. Neben diesem positiven Gefühl im Hier und Jetzt schützt sich der Körper des Jugendlichen auch vor Erkrankungen, indem er dem Stress nicht längerfristig ohne entsprechende Bewältigungsstrategien ausgesetzt ist.

Kohärenzgefühl

Das Zusammenspiel von Emotionen und Stressempfinden hat einen starken Einfluss darauf, wie wir uns fühlen – und damit auch darauf, ob wir uns als gesund oder krank bezeichnen. Sie sehen also, es ist nicht einfach, zu sagen, ob jemand gesund oder krank ist. Es gibt kein »Entweder-oder«, sondern nur ein »Sowohl-als-auch«. Mal befinden wir uns mehr am Pol der Krankheit, gefühlt oder auch real, und mal mehr am Pol der Gesundheit. Genauso ist es bei psychischen Erkrankungen: Ein psychisch erkrankter Mensch ist nicht nur krank, er hat auch sehr viele gesunde Anteile. Und je nach Symptombelastung fühlt er sich mehr oder weniger eingeschränkt. Das kann sich, wie bei somatischen Erkrankungen auch, sogar von einem Moment auf den anderen verändern.

Ist ein junger Mensch, der sich selbst verletzt, krank? Oder ist er gesund, weil er eine Möglichkeit gefunden hat, sein inneres Problem zu bewältigen, indem er es im »Außen« abreagiert? Oder ist er krank, während er das Selbstverletzende Verhalten zeigt, und gesund, wenn er es schafft, seine innere Anspannung ohne Selbstverletzungen zu bewältigen? Selbstverletzendes Verhalten kann auch als Selbstfürsorge angesehen werden, wenn beispielsweise der Akt der Verletzung das Gefühl, »verrückt zu werden«, mindert oder Suizidgedanken zum Abklingen bringt (Resch 2017). Letztendlich wird uns eine eindeutige Antwort oder Zuschreibung nicht gelingen, denn sie ist immer vom Erleben und der Einstellung der Betroffenen abhängig. Ein wesentlicher Einflussfaktor hierfür ist das sogenannte Kohärenzgefühl.

Das von Aaron Antonovsky (1923–1994) begründete Konzept setzt sich aus drei Komponenten zusammen: der Verstehbarkeit, der Handhabbarkeit und der Sinnhaftigkeit oder auch Bedeutsamkeit.

Verstehbarkeit meint dabei die Möglichkeit, Ereignisse nachzuvollziehen und einzuordnen, also Erklärungen für das zu finden, was uns im Leben begegnet.

Handhabbarkeit heißt, einen Umgang mit Herausforderungen finden zu können, ihnen nicht hilflos ausgeliefert zu sein.

Sinnhaftigkeit oder Bedeutsamkeit ist die Fähigkeit, Erlebnisse und Ereignisse in die eigene Sicht auf die Welt einzuordnen, ihnen eine Funktion zuzuweisen, die für mich als Person stimmig ist.

Sind alle drei Komponenten in ausreichendem Maß vorhanden, sind Menschen in der Lage, auch anspruchsvolle Situationen in ihrem Leben zu bewältigen, ohne daran zu zerbrechen oder zu erkranken. Sie erfahren sich als selbstwirksam (Backhaus 2014). Ob Selbstverletzendes Verhalten von den Betroffenen als krank oder gesund wahrgenommen wird, hängt also von der Ausprägung des individuellen Kohärenzgefühls ab. Je stärker das Kohärenzgefühl, umso eher können Krisen ohne Beeinträchtigungen überwunden werden.

ASTRID hat schon lange gemerkt, dass ihre Eltern immer mehr streiten. Die Familie unternimmt weniger zusammen – und wenn, fühlt sich die Luft zwischen ihren Eltern irgendwie eisig an. Als ihre Mutter ihr am Abend sagt, dass sie sich scheiden lassen will, bricht für Astrid trotzdem eine Welt zusammen. Sie weint lange und zieht sich in ihr Zimmer zurück.

Am nächsten Abend sitzen Astrid und ihre Mutter wieder zusammen. Sie sprechen darüber, wie es zu dieser Situation gekommen ist. Die Mutter nennt Astrid viele Gründe, z. B., dass ihr Vater es nicht akzeptieren könne, dass die Mutter wieder arbeiten gehen will. Außerdem wolle er unbedingt zurück nach Hamburg, weil er seine Familie und seinen alten Freundeskreis so sehr vermisst. Die Mutter habe in München aber eine interessante Stelle gefunden und könne sich dort auch beruflich weiterentwickeln. Zuerst hatten die Eltern noch gedacht, sie könnten versuchen, eine Fernbeziehung zu führen. Aber dann hätten beide jemanden kennengelernt, der ihre Wünsche und Bedürfnisse akzeptiert. Astrid fällt es schwer, das zu verstehen, weil sie so traurig ist. Sie merkt aber, dass ihre Eltern gute Gründe haben, sich zu trennen, und dass sie, Astrid, daran nichts ändern kann.

All das hat nichts mit ihr zu tun. Astrid überlegt an diesem Abend lange, was sie braucht, um mit der neuen Situation umgehen zu können. Sie entschließt sich, mit ihrer Patentante zu sprechen. Vielleicht kann sie ja auch ein paar Tage oder Wochen zu ihr ziehen, bis zu Hause das Schlimmste überstanden ist. Es ist so schwer auszuhalten, wenn sich ihre Eltern ständig anbrüllen.

Einige Jahre später sitzt Astrid mit ihrem Vater in einem Café. Sie schauen gemeinsam auf die Trennung der Eltern zurück. Irgendwann sagt Astrid: »Weißt du, ich war damals unglaublich wütend auf dich. Und traurig, weil ich so gar nichts ändern konnte. Heute denke ich, ihr habt das richtig gemacht. Ich konnte mich ja kaum mehr auf die Schule konzentrieren, weil ich ständig darüber nachgedacht habe, was wohl werden wird. Als mir Mama sagte, dass ihr euch trennt, war das zwar wie ein Schlag ins Gesicht, aber irgendwann habe ich gemerkt, dass es mich auch entlastet, weil wieder mehr Ruhe in mein Leben kam. Und im Nachhinein habe ich ordentlich profitiert: Wer kann schon von sich sagen, dass er sowohl in Hamburg als auch in München gute Freunde hat? Und das, was Mama mir nicht erlaubt hat, habe ich bei dir bekommen. Ich habe das, glaube ich, ganz schön ausgenutzt.«

Astrid hatte ausreichend Informationen, um eine neue, für sie sehr schwer zu bewältigende Situation zu verstehen. Sie hat sich Unterstützung bei ihrer Patentante geholt, um das für sie Unbegreifliche handhabbar zu machen. Und sie konnte der Trennung der Eltern im Nachhinein eine individuelle Bedeutung zuweisen. Es ist anzunehmen, dass Astrid die Scheidung ihrer Eltern bewältigen konnte, auch wenn sie sicher tiefe Spuren in ihrem Leben hinterlassen hat.

Kurz gefasst

Im DSM-5, dem im amerikanischen Raum verwendeten Diagnosemanual, gibt es die Forschungsdiagnose »nichtsuizidales Selbstverletzendes Verhalten«. Diese umfasst genau definierte Bedingungen.

Selbstverletzendes Verhalten ist bei Jugendlichen weit verbreitet und bedeutet nicht, dass die Betroffenen an einer Borderline-Persönlichkeitsstörung leiden.

Gesundheit und Krankheit lassen sich nicht eindeutig festlegen: Emotionen und Stress wirken auf unser Wohlbefinden ein und sorgen dafür, dass wir uns mehr gesund oder mehr krank fühlen.

Ob das Selbstverletzende Verhalten gesund oder krank ist, können nur die Betroffenen selbst definieren. Möglicherweise brauchen diese auch gar keine Definition, da es nur ein einzelner Aspekt des Menschen als Ganzen ist.

Ob psychische Erschütterungen krank machen, hängt auch von der Ausprägung des Kohärenzgefühls der Betroffenen ab. Je stärker das Kohärenzgefühl, umso eher können Krisen ohne Beeinträchtigungen überwunden werden.

Wer braucht welche Hilfe und wann?

Dieses Kapitel ist für Sie hilfreich, wenn Sie sich fragen, ob ein betroffener Jugendlicher bereits Hilfe benötigt und wie diese Hilfe aussehen könnte. Dazu unternehmen wir mit Ihnen einen Ausflug in die unterschiedlichsten Bereiche Selbstverletzenden Verhaltens: Neben religiösen und kulturellen Formen betrachten wir auch weniger spektakuläre und medizinisch klassifizierte Formen Selbstverletzenden Verhaltens, wie etwa das Nägelkauen oder Haareausreißen. Unser Ziel ist es, Ihnen zu zeigen, dass Selbstverletzendes Verhalten nicht zwingend befremdlich oder unnatürlich sein muss. Die meisten Menschen kennen »milde« Formen der Selbstverletzung, und die Unterschiede sind eher graduell als grundlegend.

Rituale und Körperschmuck – kulturelle Aspekte

Selbstverletzendes Verhalten gab es zu allen Zeiten und in allen Kulturen, und nicht immer wurde es als Symptom einer Erkrankung angesehen. Das Vorkommen selbstverletzender Handlungen ist vielfältig: In der Bibel, im ersten Buch der Könige, 18, Vers 28, wird beschrieben, wie die Anhänger des Gottes Baal ihren Gott anrufen: »Und sie riefen laut und ritzten sich mit Messern und Pfriemen nach ihrer Weise, bis dass ihr Blut herabfloss.« Hier wurden selbstverletzende Handlungen als Möglichkeit, einem Gott nahe zu kommen, genutzt. Und religiöse oder spirituelle Motive spiegeln sich auch in den bis heute vorkommenden Praktiken der Selbstgeißelung und Kasteiung wider (KARPF, SINDELAR 2015).

■■■ Körpermodifikationen

Mit Bezug auf die Jugendkultur erleben wir in den westlichen Gesellschaften das Aufblühen der »Body Modification«. Damit ist die Veränderung des eigenen Körpers z. B. durch Tattoos, Piercings, Brandings, Zungenspalten, Schmucknarben oder Ähnliches gemeint. Wer sich einen Eindruck über die verschiedensten Möglichkeiten der Körpermodifizierung verschaffen will, kann dies unter anderem auf der folgenden Internetseite tun: www.body-modification.org.

Ihren Ursprung hat diese Art der Körperveränderung bei Strafgefangenen, Seeleuten und anderen Gruppierungen, die damit Rebellion und Stärke symbolisierten. Der Psychologe Erich KASTEN (2006) untersuchte die Motive von Menschen, die sich einer solchen körperlichen Veränderung unterziehen. Er fand eine weitreichende Anzahl von Gründen, die neben den bereits beschriebenen spirituellen Motiven mit Begriffen wie Identität, Sexualität und Kunst zusammengefasst werden können. Zu den sexuellen Motiven zählt die Steigerung der Empfindungsfähigkeit und der Lust. Unter Identität finden sich Motive wie die Nachahmung von Vorbildern, die Markierung eines Lebensabschnittes, der Wunsch, zu einer Gruppe zu gehören, aber auch die Erhöhung der eigenen Attraktivität. Da die Körpermodifikation inzwischen so weit verbreitet ist, kann sie als eigene Kulturform verstanden werden, die auch im Bereich der Ästhetik als Körperkunst ihren Ausdruck findet.

Den bis hierher beschriebenen Formen Selbstverletzenden Verhaltens fehlt allerdings ein wichtiges Merkmal aus der genannten Definition (siehe S. 38): Dort hatten wir festgehalten, dass unter Selbstverletzendem Verhalten die absichtliche und freiwillige Schädigung von Körpergewebe ohne suizidale Absicht verstanden wird, die gesellschaftlich nicht akzeptiert ist. Religiös motivierte Selbstverletzungen sind ebenso wie das unter dem Sammelbegriff Body Modification bezeichnete oder sexuell begründete Selbstverletzende Verhalten mehr oder weniger gesellschaftlich akzeptiert. Diese Verhaltensweisen mögen nicht von jedermann akzeptiert oder toleriert werden, trotzdem werden sie nicht als Symptom einer Erkrankung klassifiziert.

Körperbezogene repetitive Verhaltensstörungen

Weniger spektakulär und mit medizinischen Fachbegriffen benannt sind hingegen Verhaltensweisen wie Fingernägelkauen (Onychophagie), Haareausreißen (Trichotillomanie) oder An-der-Haut-Zupfen oder -Kratzen (Dermatillomanie / Exkoriation). Diese Verhaltensweisen werden in der medizinischen Literatur als körperbezogene repetitive Verhaltensstörungen (WILLIAMS u. a. 2007; MURPHY, FLESSNER 2017) bezeichnet und sind weit verbreitet.

Vermutlich kennen wir alle jemanden, der Nägel kaut oder die Haut an den Nägeln abzupft oder abbeißt. In der Pubertät tritt das Nägelkauen am häufigsten auf, das Vorkommen liegt etwa bei 25 bis 60 Prozent und nimmt danach ab. Nach dem 35. Lebensjahr sinkt die Häufigkeit des Nägelkauens auf unter 10 Prozent (MARGRAF-STIKSRUD 2015). Auch das Haareausreißen ist weiter verbreitet, als gemeinhin angenommen. 1,6 Prozent der Männer und 3,5 Prozent der Frauen reißen sich Haare vom Kopf oder anderen behaarten Körperteilen (NEUDECKER, RUFER 2004).

In einer groß angelegten amerikanischen Untersuchung (HAJCAK u. a. 2006) wurden 1.324 Studierende der Psychologie befragt: Annähernd 15 Prozent der Studienteilnehmerinnen und -teilnehmer berichteten von nicht kosmetisch motiviertem Haareausreißen, und mehr als 30

Prozent der Befragten gaben an, zumindest gelegentlich an der Haut zu zupfen oder zu kratzen. Gemeinsam ist den körperbezogenen repetitiven Verhaltensweisen, dass sie einem Impuls oder Drang folgen und als schwer kontrollierbar erlebt werden. Diesem Impuls oder Drang liegen häufig negative Emotionen wie Anspannung, Stress oder Frustration zugrunde, die durch das Verhalten eine unmittelbare Erleichterung erfahren und gemildert werden (NEUDECKER, RUFER 2004; HAJCAK u. a. 2006; MARGRAF-STIKSRUD 2015; WOODS, HOUGHTON 2014).

Eine erfolgversprechende Behandlung besteht dann in einem »habit reversal training« (NEUDECKER, RUFER 2004) – zu Deutsch: »Gewohnheitsumkehrtraining« (MARGRAF-STIKSRUD 2015). Es besteht aus den Schritten: Aufmerksamkeitstraining und Selbstbeobachtung, Entspannungsübungen, Üben von konkurrierendem Verhalten, Motivierung und Stabilisierung.

Beim Aufmerksamkeitstraining und der Selbstbeobachtung → wird der Schwerpunkt auf den Ort, die Zeit und die Gedanken und Gefühle beim Auftreten des Verhaltens gelegt.

Entspannungsübungen → dienen dazu, sich überhaupt entspannen zu können.

Konkurrierende Verhaltensweisen → sollen entwickelt und dann eingesetzt werden, wenn der Impuls zum Nägelkauen oder Haareausreißen auftritt. Sie bestehen aus einer alternativen motorischen Handlung, die die gewohnte Handlung unmöglich macht.

Motivierung und Stabilisierung → dienen dazu, die in der Therapie erzielten Erfolge auch in belastenden Alltagssituationen aufrechtzuerhalten.

Wann brauchen Jugendliche Hilfe? Für viele Menschen mögen diese körperbezogenen repetitiven Verhaltensstörungen einfach lästige Gewohnheiten sein, die keiner weiteren Beachtung bedürfen. Treten sie aber exzessiv auf, können sie neben medizinischen Problemen auch zu Beeinträchtigungen der Lebensqualität bis hin zu sozialem Rückzug führen. Und damit ist auch ein Zeitpunkt benannt, an dem Betroffene Hilfe benötigen: nämlich dann, wenn ihr Verhalten subjektives Leid auslöst.

Eine junge Frau, die sich selbst verletzte, sagte in einem Interview, dass sie selbst gar nicht unter ihrem Selbstverletzenden Verhalten leide, sondern im Gegenteil ganz gut damit zurechtkäme, wenn nur die entsetzten Reaktionen aus ihrer Umgebung nicht wären (SCHOPPMANN 2003). Sie litt also nicht unter den Selbstverletzungen, sondern unter den Reaktionen darauf. Dies war auch ihre Motivation, sich Hilfe zu suchen. Wie im Eingangskapitel beschrieben, leiden unter dem Selbstverletzenden Verhalten nicht nur die Betroffenen selbst, sondern auch die Menschen, die ihnen nahestehen. Aber berechtigt deren Leidensdruck dazu, die Betroffenen zu motivieren, Hilfe in Anspruch zu nehmen? Und wenn ja, mit wie viel Nachdruck oder gar Druck darf dazu aufgefordert werden? Wollen Betroffene überhaupt Hilfe?

Therapeutische Hilfe kann und sollte dann in Anspruch genommen werden, wenn der subjektive Leidensdruck der betroffenen Jugendlichen zu groß wird.

Exkurs: Verschlucken von Gegenständen als Form Selbstverletzenden Verhaltens

Das Verschlucken von Gegenständen kann vielfältige Motive haben. Einige Jugendliche verschlucken Gegenstände z. B. in der Absicht, sich selbst damit zu schaden. Dabei kann es sich um die verschiedensten Gegenstände handeln. Häufig sind es Zahnbürsten, Kugelschreiber, Bleistifte, Löffel, Batterien, Rasierklingen, Glasscherben und Büroklammern (PALTA u. a. 2009).

Die Reaktion von Außenstehenden auf das Verschlucken von Gegenständen ist häufig heftig, da sie die potenzielle Gefahr als sehr hoch einschätzen. Es ist viel leichter, etwas zu ertragen, das man sehen kann, als etwas, das man nur erahnen kann, weil es sich den eigenen Blicken entzieht. Trotzdem ist es auch in diesen Momenten wichtig, die Ruhe zu bewahren und überlegt zu handeln.

Unserer Erfahrung nach ist das Verschlucken von Gegenständen nicht immer eine akute Notfallsituation: Gegenstände mit einer Länge unter sechs Zentimeter werden in der Regel nicht entfernt. Längere Gegenstände hingegen sollten in einem Zeitfenster von 48 Stunden entfernt werden. Gegenstände, die in der Speiseröhre stecken bleiben, sollten sofort entfernt werden (POYNTER u. a. 2011). Wichtig ist aber immer: Sobald der Jugendliche Schmerzen angibt oder sich seine Atmung deutlich verändert, sollten Sie umgehend einen Krankenwagen rufen.

Wenn keine Entfernung der Gegenstände notwendig ist, werden die betroffenen Jugendlichen zur Beobachtung in ein Krankenhaus aufgenommen oder wieder nach Hause geschickt, da die Ärztinnen und Ärzte davon ausgehen, dass die Gegenstände mit dem nächsten Stuhlgang wieder ausgeschieden werden und bis dahin keinen Schaden verursachen.

Wir empfehlen Ihnen trotzdem, mit Fachpersonen Kontakt aufzunehmen, wenn ein Jugendlicher Gegenstände verschluckt hat. Hierzu können Sie entweder Ihren Haus- oder Kinderarzt anrufen oder auch den allgemeinen Notruf. Wichtig ist, dass Sie möglichst genau schildern, was der Jugendliche verschluckt hat und wann dies geschehen ist. Die Fachpersonen können so eine fundierte Einschätzung vornehmen, ob es nötig ist, dass Sie den Jugendlichen in ein Krankenhaus bringen, oder nicht. Wenn Sie sich zu Hause mit der Begleitung des Jugendlichen überfordert fühlen, fahren Sie auf jeden Fall in ein Krankenhaus und geben dort auch an, dass Sie die Situation zu Hause nicht allein bewältigen können.

Wenn Sie einen Jugendlichen zu Hause begleiten, ist es wichtig, dass Sie gemeinsam darüber sprechen, wie Sie die Kontrolle des Stuhlgangs durchführen: Im Idealfall übernimmt der Jugendliche dies selbst und benachrichtigt Sie, sobald er die Gegenstände wieder ausgeschieden hat. Auf diese Weise geben Sie dem Jugendlichen die Verantwortung für sein Verhalten und signalisieren ihm, dass Sie Vertrauen zu ihm haben. Wenn Ihnen diese nicht möglich ist, bitten Sie den Jugendlichen, Ihnen Bescheid zu geben, sodass Sie seinen Stuhlgang kontrollieren können. In diesem Fall ist es wichtig, nicht ständig danach zu fragen, ob der Jugendliche bereits Stuhlgang hatte, sondern zu warten, bis er Ihnen dies mitteilt.

Da alles rund um die Ausscheidung im Jugendalter peinlich ist, kann es eventuell auch hilfreich sein, eine andere Vertrauensperson hinzuzuziehen, bei der die oder der Jugendliche weniger Scham empfindet. Wichtig ist es, dass Sie miteinander sprechen und eine Lösung finden, mit der Sie beide einverstanden sind.

Welche Art von Hilfe wünschen sich betroffene Jugendliche?

Was hätte sich wohl Laura aus unserem Beispiel an Hilfe von ihrer Mutter gewünscht? Wie immer, wenn man von einem anderen etwas erfahren oder wissen möchte, ist es am besten, die Person direkt danach zu fragen. Das haben Forschende (CURTIS u. a. 2018) aus Australien und Neuseeland getan. Sie haben betroffene Jugendliche gefragt, wie ihre Familien ihnen helfen könnten. Die Ergebnisse dieser Befragung können unter den Themen »Reden und Zuhören«, »Verbindung zu Erwachsenen«, »formale Organisationen«, »Stigma reduzieren oder Vertraulichkeit wahren« und »familiärer Kontext« zusammengefasst werden. Damit ist Folgendes gemeint:

Reden und Zuhören → sagt aus, dass Eltern mit dem betroffenen Jugendlichen sprechen und aktiv zuhören sollten, um zu versuchen, die Funktion des Selbstverletzenden Verhaltens zu verstehen. Eltern sollten über Selbstverletzendes Verhalten gut informiert sein, damit sie mit dem Jugendlichen angemessen darüber sprechen können.

Die Verbindung zu Erwachsenen → bezieht sich auf andere Erwachsene. Eltern sollten Lehrerinnen oder z. B. den Pädagogen im Jugendtreff informieren, andere Familienmitglieder zusammenbringen, um Probleme zu lösen, und die betroffenen Jugendlichen mit anderen, möglicherweise hilfreichen Erwachsenen in Verbindung bringen.

Formale Organisationen → meint die Hilfe durch professionelle Expertinnen und Experten wie Beraterinnen, Psychologen oder Psychiater.

Reduktion von Stigma oder Wahrung der Vertraulichkeit → bezieht sich darauf, dass Eltern offen und nicht wertend mit den Jugendlichen umgehen und deren Privatsphäre respektieren sollten.

Im familiären Kontext → geht es darum, dass die Jugendlichen sich mehr Liebe, Zeit, Unterstützung und Fürsorge von ihren Familien wünschen. Eltern sollten sich aktiv für die Jugendlichen und deren Leben interessieren, sie sollten versuchen, die Jugendlichen glücklich zu machen, und sie sollten die Herausforderungen, denen die Jugendlichen begegnen, verstehen. Darüber hinaus sollten Eltern versuchen, Konflikte in der Familie zu reduzieren, emotional aufgeladene Reaktionen vermeiden und mehr Familienaktivitäten unternehmen, die die betroffenen Jugendlichen von ihren Problemen ablenken. Und last but not least benötigen die Jugendlichen physische Sicherheit zu Hause und ein stabiles familiäres Umfeld.

Wie sich hier zeigt, sind die Wünsche oder Vorstellungen der betroffenen Jugendlichen nicht gerade einfach zu erfüllen – und dennoch sind sie tatsächlich wünschenswert. Deswegen werden wir noch einmal ausführlich auf sie eingehen.

■■■ Reden und Zuhören

Der Wunsch, mit jemandem zu sprechen, der wirklich zuhört und versteht, ist vermutlich ein zutiefst menschlicher Wunsch, den die meisten von uns aus eigener Erfahrung kennen. Zuhören setzt voraus, dass ich Zeit habe oder sie mir nehme, dass ich innerlich frei und nicht mit anderen Themen besetzt bin, dass ich wirklich interessiert bin an dem, was das Gegenüber mir zu sagen hat, dass ich bereit bin, mich in das Gegenüber hineinzuversetzen und das Gesagte nicht zu bewerten im Sinne von in Abrede zu stellen, zu beschwichtigen oder zu verharmlosen. Beschwichtigen oder Verharmlosen äußert sich z. B. in Formulierungen wie »So schlimm wird es schon nicht sein«, »Das vergeht wieder« oder »Jetzt übertreibst du aber!«. Das sind alles verständliche Reaktionen, die aber eher dem eigenen Schutz als dem emphatischen Einfühlen dienen.

Es geht nicht darum, das Gegenüber zu korrigieren oder mit Argumenten zu überzeugen, sondern darum, das Gefühl zu vermitteln, dass mein Gegenüber mir wichtig genug ist, um es verstehen zu wollen. Es geht also darum, zu zeigen, dass ich präsent bin und bleibe und dass ich in der Lage bin, auch schwerer zu ertragende Gefühle mitzuempfinden und auszuhalten.

Erinnern Sie sich an Andrea? Die Mutter, deren Tochter Mia sich selbst verletzte? Sie sagte, sie habe gelernt, zuzuhören, ohne einzugreifen, und das sei ihre wichtigste Botschaft an andere Eltern. Diese Botschaft ist eine Ermutigung, sich zu trauen, auch über schwierige Themen zu sprechen und ruhig, aber mit Sensibilität über das Selbstverletzende Verhalten zu reden. Fragen Sie Ihr Kind, was es bewegt, wie es sich anfühlt, sich selbst zu verletzen, was danach besser ist als davor, und fragen Sie auch danach, wie Sie es unterstützen oder ihm helfen können.

Tun Sie das in einer Situation, in der Sie beide Zeit und Ruhe haben. Seien Sie nicht gekränkt oder verletzt, wenn Ihr Gesprächsangebot zunächst zurückgewiesen wird. Respektieren Sie, dass auch Ihr Kind in der Lage und bereit sein muss, ein solches Gespräch zu führen. Zeigen Sie stattdessen, dass Sie weiterhin gesprächsbereit sind und verstehen, dass es nicht so einfach ist, sich zu öffnen. Oder bieten Sie an, den Kontakt zu einer anderen erwachsenen Person herzustellen, die das Vertrauen des Kindes genießt.

Verbindung zu anderen Erwachsenen

Und da sind wir auch schon beim zweiten Bedürfnis. Manchmal ist es einfacher, mit Menschen, die uns nicht ganz so nahestehen, über ein Problem zu sprechen als mit der eigenen Familie. Andere Erwachsene wie Tanten, der Trainer im Sportverein oder eine Lehrperson sind Menschen, die man ganz gut kennt, die aber im täglichen Zusammenleben keine allzu große Rolle spielen. Das erlaubt mehr emotionale Distanz und damit gelegentlich auch einen unverstellten Blick auf eine »aufgeladene« Situation. Dies macht sie zu guten Gesprächspartnerinnen und -partnern.

Anders als z. B. Eltern oder Geschwister von Jugendlichen, die sich selbst verletzen, werden sie sich weniger fragen, was sie falsch gemacht haben, was ihr Beitrag zu diesem Verhalten war und so weiter. Für betroffene Jugendliche kann dies eine Hilfe sein, gerade wenn für sie deutlich spürbar ist, welch große Sorgen sich die nächsten Angehörigen machen und wie belastet sich diese durch das Selbstverletzende Verhalten fühlen. Insofern unterstützen Sie Ihr Kind, wenn Sie Gespräche mit solchen Menschen vermitteln oder signalisieren, dass dies eine gute Möglichkeit ist, sich Unterstützung zu holen.

Im Eingangskapitel haben wir betroffene Eltern und Familien zu Wort kommen lassen. Dabei wurde deutlich, dass auch für sie die Reaktionen des Umfelds eine Rolle spielen und es durchaus Courage braucht, um diese Sorge anderen mitzuteilen. Aber gerade hier wollen wir Sie ermutigen, andere, etwas weiter außenstehende verantwortungsbewusste Erwachsene einzubeziehen. Dies gilt nicht nur für Gespräche mit den betroffenen Jugendlichen, sondern auch für Sie selbst. Auch Ihnen kann es guttun, mit anderen über das Selbstverletzende Verhalten Ihres Kindes zu sprechen. Häufig ergeben sich ja gerade in Gesprächen mit anderen neue Sichtweisen auf ein Problem oder Lösungsmöglichkeiten, an die man zuvor nicht gedacht hat.

Formale Organisationen

Mit formalen Organisationen waren von den hier befragten Jugendlichen professionelle Expertinnen und Experten wie Psychiaterinnen, Psychologen oder andere Beratungseinrichtungen bezeichnet worden. Damit zeigen die betroffenen Jugendlichen, dass sie sehr wohl wissen, dass sie Hilfe und Unterstützung benötigen. Der richtige Zeitpunkt, sich professionelle Unterstützung und Hilfe zu holen, ist dann gekommen, wenn die Jugendlichen oder Sie als Angehörige oder andere erwachsene Bezugsperson den Eindruck haben, dass Sie allein nicht weiterkommen und dem Leidensdruck oder der Belastung nicht länger gewachsen sind. Dementsprechend kann dieser Zeitpunkt je nach der eigenen Persönlichkeit, den jeweiligen Ressourcen im Sinne von Entlastungsmöglichkeiten und Unterstützung durch das soziale Netz individuell sehr unterschiedlich sein. Vertrauen Sie dabei auf Ihr Gefühl und zögern Sie nicht zu lange! Wenn Ihr Kind einen Husten hat, der von der Behandlung mit den üblichen Hausmitteln nicht besser wird, würden Sie sicherlich auch eine Ärztin oder einen Arzt aufsuchen.

Zum Einstieg in die Inanspruchnahme professioneller Hilfe können Sie sich an Ihre Hausärztin oder Ihren Hausarzt wenden. Viele Schulen haben auch einen schulpsychologischen Dienst oder eine Schulsozialarbeiterin, welche Sie bei der Suche nach der richtigen Hilfe – z. B. durch die Kinder-und Jugendpsychiatrie oder die Kinder- und Jugendpsychotherapie – unterstützen kann.

Es kann vorkommen, dass Angehörige und betroffene Jugendliche die Notwendigkeit professioneller Hilfe unterschiedlich einschätzen. Dann sollten sie dies miteinander besprechen und miteinander aushandeln, wie Sie damit umgehen wollen. Als Angehörige können Sie dem betroffenen Jugendlichen durchaus sagen, dass Sie sich Sorgen machen, sich womöglich rat- und hilflos fühlen und eine professionelle Einschätzung der Situation benötigen. Besprechen Sie miteinander, wessen Hilfe der betroffene Jugendliche akzeptieren könnte, und versuchen Sie, seine Vorstellungen tatsächlich zu berücksichtigen. Treffen Sie aber keine Entscheidungen hinter seinem Rücken oder im Alleingang, um das Vertrauen nicht zu gefährden. Erzwungene Hilfe wird in der Regel weniger gut angenommen und verinnerlicht.

■■■ Stigma reduzieren und Vertraulichkeit wahren

In Zusammenhang mit psychischen Erkrankungen ist die Bezeichnung Stigma ein Überbegriff für die bereits beschriebenen Ängste und Vorurteile gegenüber psychisch erkrankten Menschen. In der christlichen Tradition werden die Wundmale Christi als Stigmata bezeichnet. Um sichtbare Male handelt es sich auch bei den Selbstverletzungen, die Jugendliche sich zufügen. Und so geht es hier um unsere eigenen

Reaktionen bezogen auf die Selbstverletzungen, die, wie wir gesehen haben, schwer nachzuvollziehen sind, leicht mit einem Wunsch, zu sterben, verwechselt werden können und uns als Nahestehende in Alarmbereitschaft versetzen. Wie im ersten Kapitel beschrieben, löst dies bei einigen Eltern den Wunsch aus, ihr Kind und sein Befinden und Verhalten zu kontrollieren oder zu überwachen, z. B., indem Tagebücher gelesen oder Gespräche mit Freunden belauscht werden. Und genau hier setzt der nächste Wunsch der Jugendlichen an: Sie wollen nicht kontrolliert und belauscht werden, sie wollen trotz des Selbstverletzenden Verhaltens ihre Privatsphäre gewahrt wissen. Die Botschaft lautet also: Macht euch nicht zu viele Sorgen, behandelt uns nicht wie rohe Eier und lasst uns persönlichen Freiraum!

▪▪▪ Familiärer Kontext

Damit dieser Wunsch respektiert werden kann, benötigt es gegenseitiges Vertrauen und eine stabile Beziehung zueinander. Und dafür wiederum ist der familiäre Kontext oder die Kultur innerhalb einer Familie von Bedeutung. Wie äußert sich gegenseitiges Vertrauen in Ihrer Familie? Gehören Miteinanderreden und Einander-Zuhören zu Ihrer Familiengewohnheit? Oder sind Sie eine Familie, die sich eher nonverbal verständigt? Gibt es bei Ihnen gemeinsame Unternehmungen und Erlebnisse oder geht jeder seine eigenen Wege und erzählt dann davon? Loben und bestärken Sie einander oder ist nicht zu kritisieren genug gelobt? Wie erfahren Sie, wie sich die einzelnen Familienmitglieder fühlen?

Der Wunsch von Jugendlichen aus der hier beschriebenen Studie war es, mehr Liebe, Zeit, Unterstützung und Fürsorge zu erhalten. Dazu gehörte auch das Interesse am Leben der Jugendlichen. Das alles lässt sich vielleicht mit dem Ausdruck »Anteil nehmen« am besten zusammenfassen (Rethink Mental Illness 2017).

Kurz gefasst

Der Unterschied zwischen den körperbezogenen repetitiven Verhaltensstörungen und dem nichtsuizidalen Selbstverletzenden Verhalten ist eher graduell als grundlegend.

Therapeutische Hilfe kann und soll dann in Anspruch genommen werden, wenn durch das Selbstverletzende Verhalten subjektives Leid ausgelöst wird und der ausgelöste subjektive Leidensdruck zu groß wird.

Betroffene Jugendliche wünschen sich von ihren Familien und anderen erwachsenen Bezugspersonen echtes Interesse, Zuneigung und die Bereitschaft, vorurteilsfrei zuzuhören – also wirkliche Anteilnahme an ihrem Leben.

Für betroffene Jugendliche ist es wichtig, dass trotz ihres Selbstverletzenden Verhaltens ihre Privatsphäre gewahrt bleibt und ihnen Vertrauen geschenkt wird.

Manchmal kann es hilfreich sein, wenn andere erwachsene vertrauenswürdige Personen mit den Jugendlichen sprechen. Dies kann Bezugspersonen entlasten, insbesondere, wenn sie emotional sehr betroffen sind.

Vertrauen Sie Ihrem Gefühl, wann Sie professionelle Hilfe in Anspruch nehmen. Beziehen Sie die betroffenen Jugendlichen so weit wie möglich in diese Entscheidung mit ein.

Meine eigene Rolle

HANNAH lebt mit ihren Eltern und ihrer dreijährigen Schwester in der Stadt und besucht dort ein Gymnasium. Im Alter von 14 Jahren beginnt sie, sich selbst zu verletzen, um etwas zu fühlen. Vor allem tut sie es aber, damit ihre Eltern und ihr Umfeld merken, dass es ihr nicht gut geht. Als sie ihre Mutter mit ihrem Selbstverletzenden Verhalten konfrontiert, sagt diese, dass sie Hannah sehr gern habe und anhand ihrer Wunden sehe, dass es ihr nicht gut gehe. Das Gespräch kann jedoch die Situation nicht klären. Hannah verletzt sich weiter selbst. Daraufhin beginnt die Mutter, Hannah für ihre Selbstverletzungen zu bestrafen, indem sie ihr den Rasierer wegnimmt. Auf Hannah wirkt es so, als ob ihre Mutter sie auf ihre oberflächliche Verletzung reduziert. Sie ist der Meinung, dass niemand genau wissen will, was sie seelisch so sehr belastet und wieso sie sich selbst verletzt.

In der Schule kommen Lehrer und Mitschüler auf sie zu und sprechen sie auf ihre Verletzungen und die Gründe dafür an. Die Gespräche sind Hannah aber zu intim. Geholfen hätte ihr, wenn ihre Mitschüler auf sie zugegangen wären und gesagt hätten, dass sie sehen, dass Hannah sich selbst verletze, und hoffen, dass sie Hilfe bekomme, um dies nicht mehr tun zu müssen. Von den Lehrern hätte Hannah sich gewünscht, dass sie sich mit ihr über ihre offensichtlichen Verletzungen unterhalten und allenfalls Hilfsmöglichkeiten angeboten hätten.

Hannahs Eltern sind zunehmend überfordert, ihre kleine Schwester ist schlimm erkrankt und fordert deren ganze Aufmerksamkeit. Hannah ritzt sich tiefer und öfter, um in eine Klinik zu kommen. Ihre Wunden zeigt sie ihren Eltern dabei ganz bewusst. Bei ihrem ersten längeren Klinikaufenthalt wird ihr klar, dass ihr vor allem hier geholfen werden kann. Die Fachpersonen sind in der Lage, Hannah zuzuhören und mit ihr an der Ursache ihrer Verletzungen zu arbeiten. Sie fühlt sich dabei nicht nur auf die oberflächlichen Verletzungen reduziert, sondern sehr ernst genommen. Gemeinsam erarbeitet sie mit ihrer Therapeutin, welche tiefer liegenden Gründe ihre Selbstverletzungen haben.

Viele Erwachsene, die mit Jugendlichen konfrontiert sind, die sich selbst verletzen, fühlen sich hilflos. Zum einen sind sie ihren eigenen Gefühlen ausgeliefert, zum anderen fühlen sie sich für die jungen Menschen verantwortlich. Wie schwierig es ist, hier eine Balance zu finden, verdeutlicht das Beispiel von Hannah. Wir möchten Ihnen in diesem Kapitel zeigen, wie Sie für die Jugendlichen hilfreich agieren und gleichzeitig für sich selbst gut sorgen können.

Wann darf, sollte oder muss ich »einmischen«?

Wie Bezugspersonen auf Selbstverletzungen von Jugendlichen reagieren, hat einen großen Einfluss auf die Therapie und deren Erfolg (KING u. a. 1997; HAWTON u. a. 2008). Der wichtigste Aspekt ist dabei ein gemeinsames Verständnis der Motive, die zum Selbstverletzenden Verhalten der Jugendlichen geführt haben. Neben dem Wissen, das wir Ihnen mit diesem Ratgeber vermitteln oder das Sie sich über andere Quellen erschließen, ist es daher unabdingbar, dass Sie mit dem jungen Menschen, den Sie begleiten, ins Gespräch kommen und dessen individuelle Motive verstehen lernen.

Eine Studie aus dem Jahr 2007 mit mehr als 6.000 Teilnehmenden (HAWTON u. a. 2008) kam zu dem Ergebnis, dass die meisten Jugendlichen sich selbst verletzen, um Stress zu reduzieren. Jugendliche, die sich Schnitte zufügten, taten dies vorwiegend zur Spannungsreduktion, zur Selbstbestrafung oder aufgrund von Problemen mit ihrem Selbstwertgefühl. Die meisten selbstverletzenden Handlungen geschahen impulsiv, d.h., die Jugendlichen haben nicht lange darüber nachgedacht. Der Gesamtprozess, bis es zu einer ersten selbstverletzenden Handlung kam, hat sich teilweise jedoch über eine sehr lange Zeit hingezogen.

Viele Jugendliche, die unter Belastungen leiden, sehen sich selbst nicht als belastet an. Sie erwarten von sich selbst, mit ihren Problemen allein zurechtzukommen, schämen sich für ihr Verhalten, haben Angst vor der Reaktion ihres Gegenübers und rechnen auch häufig mit Unverständnis. Grundsätzlich wenden sich die meisten Jugendlichen mit ihren Problemen an Gleichaltrige. Erwachsene sollten daher zwei Ziele verfolgen:

- Zum einen sollten sie die betroffenen Jugendlichen darin unterstützen, zu erkennen, dass sie Hilfe benötigen.
- Zum anderen sollten sie Jugendliche befähigen, sich gegenseitig zu unterstützen und sich bei Bedarf Hilfe von Erwachsenen zu holen, ohne dass dies als Vertrauensbruch in der Beziehung zu Gleichaltrigen gewertet wird.

Beides sind anspruchsvolle Aufgaben, die nur gemeinsam in den Familien, den Schulen und im Umfeld von Jugendlichen gelöst werden können.

Sie können also davon ausgehen, dass eine »Einmischung« grundsätzlich nötig ist, da die betroffenen Jugendlichen häufig nicht angemessen für sich selbst sorgen können. Gleichzeitig ist es unabdingbar, dass Sie die Jugendlichen in Ihr Handeln einbeziehen und jeden Schritt mit ihnen abstimmen, damit Sie ihr Vertrauen nicht verlieren. Nur in absoluten Notfällen, wie etwa lebensbedrohlichen Zuständen, sollte ein Eingreifen ohne Zustimmung der Betroffenen erfolgen.

Exkurs: Warum ist es für betroffene Jugendliche so schwierig, Hilfe anzunehmen?

Viele Jugendliche, die sich im Verlauf ihres Lebens selbst verletzt haben, wurden in Studien gefragt, warum sie keine Hilfe gesucht haben. Dafür gibt es mehrere Gründe. Zunächst denken die meisten Betroffenen, dass sie keine Hilfe benötigen. Sie sehen ihr »Problem« als gleichwertig gegenüber anderen Problemen an, wie Liebeskummer, schlechte Leistungen in der Schule oder Konflikte mit Freunden. Ihrer Meinung nach müssten sie selbst in der Lage sein, damit zurechtzukommen. Zum anderen machen sich die meisten Jugendlichen Sorgen um die Vertraulichkeit. Sie wenden sich z. B. nicht an Notrufnummern, weil sie befürchten, dass ihre Eltern auf der Telefonrechnung sehen, dass sie eine solche Nummer angerufen haben. Oder sie sind unsicher, ob die Mitarbeitenden von Beratungsstellen nicht doch ihre Eltern informieren.

All diese Ängste haben eines gemeinsam: Jugendliche erleben die Suche nach Hilfe als stigmatisierend (HAWTON u. a. 2008; siehe auch Kapitel »Ängste und Vorurteile«, S. 22). Wie können Sie als Eltern oder Fachpersonen Jugendlichen helfen, aus dieser gedanklichen Falle herauszukommen? Ein wesentlicher Teil Ihrer Hilfeleistung besteht darin, Ihr eigenes Verhalten zu überprüfen: Wie gehen Sie selbst damit um, wenn Sie bei einem Problem Hilfe benötigen? Haben Sie Skrupel, Freunde, Nachbarn oder auch Fremde anzusprechen? Berichten Sie in Ihrem Freundes- oder Verwandtenkreis offen von Ihren Schwierigkeiten? Oder ist es Ihnen wichtig, das Gesicht zu wahren und andere nicht wissen zu lassen, wie es Ihnen wirklich geht?

Jugendliche benötigen Vorbilder, die selbstbewusst zu ihren Problemen und Herausforderungen im Leben stehen, aktiv Hilfe suchen und annehmen. Es ist schwierig, einem jungen Menschen zu vermitteln, dass er Hilfe annehmen soll, wenn ich dies selbst möglichst vermeide. Natürlich müssen Sie nicht Probleme herbeireden, um selbst einmal eine Notrufnummer anzurufen oder therapeutische Unterstützung in Anspruch zu nehmen. Es geht vielmehr um eine grundlegende Haltung, die andere Menschen bei Ihnen wahrnehmen werden. Wenn Sie eine Fachperson sind, können Sie sich in Ihrem beruflichen Umfeld dafür einsetzen, dass das Suchen und Annehmen von Hilfe ein Teil der Kultur wird.

Was können Eltern und Familien tun?

Häufig geraten Menschen, die auf Jugendliche treffen, die sich selbst verletzen, in eine schwierige Situation. Gerade Eltern fühlen sich überfordert und von ihren eigenen Gefühlen übermannt. Dies macht es besonders schwer, Ruhe zu bewahren und überlegt zu handeln.

Vielleicht haben Sie dies auch schon einmal erlebt, wenn Sie bei Ihrer Tochter oder Ihrem Sohn frische Wunden wahrgenommen haben: Ärger, Traurigkeit, Schock, Ungläubigkeit, Schuldgefühle, Hilflosigkeit, Abscheu, Verachtung – all das sind völlig normale Gefühle, die Erwachsene erleben, wenn sie mit sich selbst verletzenden Jugendlichen, für die sie sich verantwortlich fühlen, konfrontiert sind. Einige Mütter berichten – ähnlich wie nach Suizidversuchen von Jugendlichen – sogar über feindselige Gefühle gegenüber ihren Kindern, während Väter im Umgang mit ihrer Tochter oder ihrem Sohn häufig unsicher und vorsichtig sind (WAGNER u. a. 2000). Grundsätzlich ist es unerheblich, ob Sie Eltern, Fachpersonen oder Freunde sind oder in einer anderen Beziehung zu den Jugendlichen stehen. Es ist immer erschreckend, zu erleben, wenn ein Mensch sich selbst verletzt.

Um einer solchen Situation gerecht zu werden, ist es notwendig, dass Sie sich zunächst um den jungen Menschen kümmern, der sich selbst verletzt hat. Zuallererst benötigen betroffene Jugendliche eine ruhige und unaufgeregte Person, die für einen Moment die Verantwortung für die Situation übernimmt. Dazu gehört sowohl das Leisten Erster Hilfe bei tiefen Wunden oder Ähnlichem, aber auch das verständnisvolle Eingehen auf die Gefühle der oder des Jugendlichen. Wenn Sie dazu nicht in der Lage sind, holen Sie sich bitte umgehend Hilfe von einer Person, die dies übernehmen kann.

Die Aufgabe, Jugendliche dabei zu unterstützen, die Notwendigkeit einer professionellen Hilfe zu verstehen und diese anzunehmen, ist für Laien und nichttherapeutische Fachpersonen eine große Herausforderung. Sie können aber wesentlich dazu beitragen, dass die Jugendlichen verstehen, welchen Einfluss ihr Selbstverletzendes Verhalten auf sie selbst und auf andere in ihrer Umgebung hat (In-Albon u. a. 2015). Dazu ist es notwendig, dass Sie sich selbst über Ihre Gefühle im Klaren sind und diese auch adäquat gegenüber dem Jugendlichen äußern können. Das bedeutet, Ihre Gefühle zu benennen und gleichzeitig klarzumachen, dass Sie mit diesen Gefühlen umgehen können – oder sich Hilfe suchen werden, um dieses Ziel zu erreichen (Hawton u. a. 2008). Sie können junge Menschen unterstützen, indem Sie ihnen auf Augenhöhe begegnen.

Das kann bedeuten (In-Albon u. a. 2015, Hawton u. a. 2008):

Aufmerksam zuhören → Viele Jugendliche berichten, dass Erwachsene sehr schnell handeln, Ratschläge geben oder Verhalten und Gefühle bewerten, sich aber kaum Zeit nehmen, zu verstehen, was die Jugendlichen ihnen mitteilen möchten.

Mit dem Jugendlichen darüber sprechen, wie er sich fühlt → Bringen Sie diesen Gefühlen Wertschätzung entgegen. Wichtig ist aber, nicht das Selbstverletzende Verhalten wertzuschätzen.

Suizidale Gedanken oder Suizidversuche ernst nehmen → Werten Sie sie nicht als ein Heischen nach Aufmerksamkeit ab. Es ist wichtig, ruhig zu bleiben und Sicherheit zu vermitteln, aber auch klarzustellen, dass ein Mensch, der suizidale Gedanken oder Absichten hat, Hilfe benötigt.

Respektieren, wenn der Jugendliche nicht über das Thema sprechen möchte → Üben Sie in diesem Fall keinen Druck aus.

Sich nicht auf einen Machtkampf einlassen → Versuchen Sie nicht, den Jugendlichen zu kontrollieren.

Auf direkte Fragen keine konkreten Antworten erwarten: Viele Jugendliche können in der akuten Situation keine Antwort geben oder kennen ihre Motive selbst (noch) nicht. Geben Sie ihnen daher die Zeit, die sie benötigen, und versuchen Sie nicht, in die Jugendlichen zu dringen, wenn sie sich gerade selbst verletzt haben.

Zusätzliche Aufgaben von Lehr- und Fachpersonen

Am Beispiel eines Lehrers wird deutlich, dass die Konfrontation mit Selbstverletzendem Verhalten von Jugendlichen zu einem Rollenkonflikt führen kann: Ein Lehrer ist dafür verantwortlich, Schülern Wissen zu vermitteln, sie auf Klassenfahrten zu begleiten und ihre Leistungen zu benoten. Je nach Schulform und Möglichkeit der Gestaltung der eigenen Tätigkeit wissen Lehrerinnen und Lehrer nur wenig von den Gefühlen, Problemen oder Nöten ihrer Schülerinnen und Schüler. Werden sie nun direkt damit konfrontiert, z. B. wenn sich eine Schülerin in der Pause selbst verletzt, ist im ersten Moment vielleicht nicht klar, welche Aufgaben sie haben oder wie sie mit der Situation umgehen sollen.

Institutionelle Maßnahmen

Zunächst können Sie sich auch als Lehr- und Fachperson an die eben genannten Punkte halten. Darüber hinaus ist es jedoch wichtig, dass Sie sich mit Ihren Vorgesetzten abstimmen, wie Sie als Institution handeln wollen. Folgende Maßnahmen haben sich als hilfreich erwiesen:

Eine gemeinsame Haltung entwickeln → Entwickeln Sie, wenn dies noch nicht geschehen ist, eine gemeinsame Haltung zu Selbstverletzendem Verhalten bei Jugendlichen. Es ist wichtig, dass Jugendliche, die mit mehreren Ansprechpersonen in derselben Institution in Kontakt sind, nicht sich gegenseitig widersprechende Informationen erhalten. Dabei geht es nicht darum, ein völlig konformes Verhalten gegenüber den jungen Menschen an den Tag zu legen, sondern um eine Grundhaltung und ein möglichst ähnliches Vorgehen in Notsituationen. In großen Schulen oder Einrichtungen kann die Ratifizierung einer offiziellen Guideline (z. B. Oxford Self-Harm Guideline, www.oscb.org.uk/wp-content/uploads/Self-Harm-Guidance.pdf) hilfreich sein. Dies zeigt die gemeinsame Haltung nach außen und gibt neuen Mitarbeitenden Sicherheit und Orientierung.

Schutzbedürftigkeit abklären → Stellen Sie fest, ob der Jugendliche, der sich selbst verletzt hat, Schutz benötigt. In einigen Fällen kann es hilfreich sein, das Jugendamt, die Kinder- und Erwachsenenschutzbehörden oder andere Einrichtungen zum Schutz von Jugendlichen zu informieren. Wenn Sie sich nicht sicher sind, nutzen Sie den Austausch mit Ihren Kolleginnen und Kollegen oder Ihren Vorgesetzten, um Klarheit in dieser Frage zu erhalten.

Bezugspersonen kontaktieren → Nehmen Sie Kontakt zu den Bezugspersonen der Jugendlichen auf und informieren Sie sie über das

Selbstverletzende Verhalten. Tun Sie dies keinesfalls über den Kopf der betroffenen Jugendlichen hinweg, sondern binden Sie diese in die Entscheidung, wer informiert werden soll, aktiv ein. Stellen Sie hierbei klar, dass Sie als Fachperson keine umfassende Vertraulichkeit gewährleisten können und wollen. Für Jugendliche ist Vertraulichkeit besonders wichtig – dies darf aber nie dazu führen, dass Sie Ihr Wissen nicht mit Ihren Kolleginnen und Kollegen oder den Bezugspersonen der Betroffenen teilen!

Verstehenshilfe leisten → Unterstützen Sie die Bezugspersonen der Jugendlichen, das Selbstverletzende Verhalten zu verstehen. Wenn Ihnen dies nicht möglich ist, geben Sie Informationen weiter, wo sich die Bezugspersonen Hilfe suchen können. Das können Notrufnummern, Beratungsstellen oder therapeutische Fachpersonen sein (siehe Kapitel »Welche Hilfsmöglichkeiten gibt es?«, S. 88).

Ein offenes Klima schaffen → Schaffen Sie gemeinsam mit Ihren Kolleginnen und Kollegen sowie Ihren Vorgesetzten ein Klima, in dem Hilfesuchen als selbstverständliches Verhalten gilt. Zum Beispiel können Sie Notrufnummern oder Adressen von Beratungsstellen offen aushängen. Es kann auch hilfreich sein, regelmäßig Veranstaltungen zu psychischen Problemen und Erkrankungen durchzuführen, um das Stigma, das diesen anhaftet, zu senken. Lassen Sie dabei, wenn möglich, Betroffene zu Wort kommen. Organisationen wie EX-IN (www.ex-in.de; www.ex-in.at) oder Pro Mente Sana (www.promentesana.ch) haben bereits Erfahrung mit Projekten in Schulen und vermitteln Ihnen Kontakt zu Betroffenen, die eine entsprechende Ausbildung durchlaufen haben, um Sie in Veranstaltungen unterstützen zu können.

Gesprächsangebote schaffen → Foren, in denen Jugendliche mit Erwachsenen offen über Selbstverletzendes Verhalten sprechen können, senken nachweislich die Hemmschwelle der Betroffenen, sich Hilfe zu suchen (HAWTON u. a. 2008).

Vernetzen → Arbeiten Sie zur Entwicklung von gemeinsamen Konzepten mit dem Schulpsychologischen Dienst, der Sozialberatung oder Spezialisten für die psychische Gesundheit von Kindern und Jugendlichen (Kinder- und Jugendpsychiaterinnen und -psychiater, Psychotherapeutinnen und -therapeuten oder psychiatrische Kliniken) zusammen. Diese können Sie auch in aktuellen Situationen unterstützen, etwa indem Sie diese in einem Supervisionsangebot oder einem Coaching nachbesprechen.

Exkurs: Schultage »Verrückt? Na und!«

Um Schülerinnen und Schülern eine vertiefte Auseinandersetzung mit seinen Vorstellungen zu seelischer Gesundheit und Krankheit zu ermöglichen, bietet der Leipziger Verein »Irrsinnig menschlich« Schultage unter dem Motto »Verrückt? Na und!« an. Das Konzept, bei dem Menschen, die seelische Krisen erfolgreich bewältigt haben, in Klassen über ihre Erlebnisse berichten, wurde bereits in fast allen Bundesländern adaptiert. Ergänzend zu den Schultagen können Elternabende, pädagogische Tage oder Beratungen durchgeführt werden.
Weitere Informationen unter www.irrsinnig-menschlich.de.

In verschiedenen Publikationen wurde bereits auf Möglichkeiten der Prävention von Selbstverletzendem Verhalten hingewiesen. Wir möchten hier nur einige aus unserer Sicht wichtige Punkte aufgreifen. Sowohl Unterrichtsprogramme als auch Selbsthilfeangebote haben sich als wirksam in der Prävention von Selbstverletzendem Verhalten erwiesen (HAWTON u. a. 2008). In einigen Studien konnten Zusammenhänge zwischen Drogen-, Alkohol- und/oder Nikotinkonsum und Selbstverletzendem Verhalten gefunden werden, jedoch gibt es wahrscheinlich keinen direkten Einfluss. Wir halten es trotzdem für wichtig, mit Jugendlichen über ihr Konsumverhalten zu sprechen, insbesondere, wenn dies ebenfalls in Situationen stattfindet, die für die Jugendlichen belastend sind. Der Konsum von Genussmitteln und Drogen sollte außerdem in Schulen und Vereinen thematisiert werden, in denen Jugendgruppen angeboten werden.

Bullying oder Mobbing, also das systematische und über längere Zeit erfolgende Ausüben von Gewalt – auch verbaler oder indirekter Gewalt – gegenüber einem einzelnen Jugendlichen, ist ein starker Risikofaktor für Selbstverletzendes Verhalten. Es wirkt ähnlich stark wie Konflikte in der Familie und sollte daher in Schulen und anderen Jugendgruppen zum Thema gemacht werden. Jugendliche sollten wissen, an wen sie sich als Betroffene wenden können, um Hilfe zu erhalten. Sie sollten zudem lernen, wie sie betroffene Gleichaltrige unterstützen können und wann sie unbedingt Erwachsene hinzuziehen müssen (Hawton u. a. 2008).

Was können Sie selbst tun?

Neben all diesen institutionellen Maßnahmen ist es wichtig, dass Sie sich darüber klar werden, wie Sie selbst im Umgang mit den betroffenen Jugendlichen handeln können und was zu Ihrem eigenen Schutz wichtig ist. Aufgrund der akuten Situation kann es vorkommen, dass Sie das Gefühl haben, dem Jugendlichen unbedingt helfen zu wollen. Vielleicht möchten Sie ihm auch sagen, dass er sich doch gar nicht selbst verletzen muss. Davon ist abzuraten. Machen Sie sich Ihre eigenen Gefühle bewusst, vor allem, wenn Sie Angst haben. Zeigen Sie dem jungen Menschen, dass Sie betroffen sind, als Fachperson aber damit umgehen können und sich selbst auch Hilfe suchen werden, wenn dies nötig ist. Machen Sie deutlich, dass Sie Unterstützung anbieten, der Jugendliche aber selbst die Verantwortung für sein Leben und sein Verhalten trägt, sofern es sich nicht um eine akute, lebensbedrohliche Situation handelt.

Wenn der Jugendliche diese Verantwortung nicht übernehmen kann oder will, ziehen Sie umgehend professionelle Hilfe, z. B. eine Ärztin oder einen Therapeuten, hinzu und überlassen Sie dieser Person die Einschätzung, was weiter geschehen soll (HAWTON u. a. 2008). So fasst es die Expertin aus Erfahrung Katharina Horn zusammen:

» Mitgefühl ist gut, besser jedoch noch: Klienten ernst nehmen – da fällt einem kein Stein aus der Krone! (Beispielsweise kann sich hinter auffälligem Verhalten manchmal etwas sehr Sinnvolles verstecken!) Zuhören ist wichtig! Es gibt meist reale Gründe für eine Krise. Das heißt aber natürlich nicht, dass man alles befürworten kann, was Menschen in einer Krise tun. Autorität kann manchmal sinnvoll sein, auch Hierarchie ist manchmal notwendig, aber kein Zynismus, kein Machtmissbrauch! Nicht so viel über Klientinnen und Klienten reflektieren, sondern bei sich selbst anfangen: Jeder kennt im Grunde schwierige Gefühle wie Zorn, Ressentiments, Neid … Jemand, der wirklich gelernt hat, mit sich selbst umzugehen – gerade Schwieriges zu meistern! –, kann auch anderen helfen. Es ist hilfreich, mit jemandem zu tun zu haben, der Fehler – zumindest vor sich selbst – zugeben kann! « (FREIMÜLLER 2010a, S. 9)

Wenn Sie Jugendliche länger begleiten, fokussieren Sie in Gesprächen auf deren Ressourcen, nicht auf Defizite und/oder Probleme. Besonders hilfreich können soziale Kontakte sein – gegebenenfalls benötigen die Jugendlichen Unterstützung, diese Kontakte wieder zu aktivieren.

Wichtig sind auch vorhandene Fähigkeiten und Kenntnisse sowie alternative Handlungen in Stresssituationen. Finden Sie gemeinsam heraus, welche Situationen für den jungen Menschen besonders herausfordernd sind: Wann steigt die Anspannung? Welche Menschen oder Situationen tragen dazu bei, dass der Jugendliche unter Druck gerät? Was könnte in diesen Momenten helfen? Vielleicht hat der Jugendliche auch in der Therapie schon Alternativen erarbeitet, traut sich aber noch nicht, diese im Alltag anzuwenden. Ermutigen Sie die Betroffenen dazu. Dies kann z. B. ein vereinbartes Signal sein, das erlaubt, den Unterricht zu verlassen, ohne die eigene Anspannung thematisieren zu müssen. Versuchen Sie, gemeinsam möglichst individuelle Lösungen zu finden.

Nachahmungseffekte

Wenn wir mit einer Gruppe von Jugendlichen arbeiten, ist es wichtig, eine Balance zwischen der Tabuisierung und dem Zurschaustellen von Verletzungen zu finden. Vernarbte Wunden sollten keinesfalls zu einer Stigmatisierung der Betroffenen führen, indem diese ständig verdeckt getragen werden müssen (siehe Kapitel »Ängste und Vorurteile«, S. 22). Offene Wunden sollten im öffentlichen Raum durch Wundverbände abgedeckt werden. Dies soll helfen, den Nachahmungseffekt möglichst gering zu halten. Selbstverletzendes Verhalten ist stark *triggernd*, bereits das detaillierte Sprechen über Selbstverletzungen kann bei Jugendlichen, die psychisch nicht stabil sind, zu eigenen Selbstverletzungen führen, und sie können stark emotional oder heftig darauf reagieren. Wenn es zu Nachahmungseffekten kommt, sollten Sie dies in der Gruppe der Jugendlichen offen thematisieren. Holen Sie sich hierfür gegebenenfalls Unterstützung durch den Schulpsychologischen Dienst, Sozialarbeitende und ärztliche oder therapeutische Fachpersonen.

Neben Nachahmungseffekten kann es auch sein, dass Jugendliche sich selbst verletzen, um zu einer Gruppe zu gehören oder durch diese anerkannt zu werden. Die Jugendlichen sollten wissen, dass Ihnen diese Effekte bekannt sind und es Ihnen wichtig ist, herauszufinden, was die einzelnen Jugendlichen bewegt, um ihnen keine pauschalen Hilfsangebote machen zu müssen, sondern individuell auf sie eingehen zu können. Wie auch im Kontakt mit einzelnen Jugendlichen gilt es in der Gruppe, aufmerksam zuzuhören, eine Atmosphäre des Vertrauens und der Sicherheit zu schaffen und die geäußerten Gefühle ernst zu nehmen.

Diskussion: Bedecken oder nicht?

Wie oben erwähnt, kann die Forderung nach einem ständigen Bedecken abgeheilter Narben zur Stigmatisierung der Betroffenen führen. Gleichzeitig sollen aber andere Jugendliche vor einem Trigger für Selbstverletzendes Verhalten geschützt werden. Wann ist ein Bedecken »alter« Narben nun sinnvoll?

Wir empfehlen, jede Situation individuell zu beurteilen und vor allem in Schulen oder Einrichtungen der Jugendhilfe, in denen viele Jugendliche aufeinandertreffen, Entscheidungen gemeinsam im Team zu treffen. Diese Fragen können dabei handlungsleitend sein:

- Schämt sich der, die betroffene Jugendliche über sein, ihr Selbstverletzendes Verhalten oder stellt er, sie Narben und Selbstverletzungen zur Schau?
- Können Sie einschätzen, wie stabil die einzelnen Jugendlichen psychisch sind?

- Gibt es Jugendliche im Umfeld, die ebenfalls Erfahrungen mit Selbstverletzendem Verhalten haben?
- Sind Sie mit allen anwesenden Jugendlichen in einer tragfähigen Beziehung oder sind Jugendliche dabei, die Sie weniger gut erreichen?

Sich selbst Unterstützung suchen

Neben der Versorgung der Jugendlichen ist es wichtig, dass Sie als Fachperson oder Elternteil ebenfalls Unterstützung suchen, um für sich selbst zu sorgen und handlungsfähig zu bleiben. Hierzu eignen sich z. B. Gespräche mit Freundinnen und Freunden, Selbsthilfegruppen oder Fallkonferenzen, in denen Sie sich mit anderen Personen über Jugendliche austauschen und gemeinsam Strategien zum Umgang mit schwierigen Situationen erarbeiten können (siehe auch Kapitel »Welche Hilfsmöglichkeiten gibt es?«, S. 88).

Eventuell ist es aber auch nötig, externe Unterstützung in Form von therapeutischer Hilfe, Supervision oder Coaching in Anspruch zu nehmen. Dies ist gerade dann wichtig, wenn Sie merken, dass Sie durch Ihre Gefühle besonders betroffen oder nur eingeschränkt handlungsfähig sind. Einige Einrichtungen bieten bei Bedarf auch Einzelsupervision für pädagogische Fachpersonen an oder vermitteln Kontakte zu Therapeutinnen und Therapeuten, um akute Belastungssituationen besser bewältigen zu können. Informieren Sie sich bei Beratungsstellen, bei Ihrer Krankenkasse oder bei Ihren Vorgesetzten über Ihre Möglichkeiten und regen Sie an, Unterstützungsangebote zu etablieren, wenn diese noch nicht bestehen. Nur wer selbst handlungsfähig ist, kann anderen helfen! So stellt ein Vater eines psychisch erkrankten Sohnes fest:

» Die [Betroffenen] hätten sich gewünscht, dass die Angehörigen etwas für sich tun. Zum Beispiel in eine Selbsthilfegruppe gehen und nicht nur ihr Leid klagen, sondern auch überlegen, wie alles zusammenhängt, was es für Gründe gibt, was man ändern kann an der Situation. Da fehlen einfach die Anregungen. Das könnte schon direkt in der akuten Krise passieren, dass die Behandelnden Angehörige anregen und unterstützen, etwas für sich zu tun. Das wird auch die Beziehung zu den Betroffenen zum Positiven verändern. Wenn die Angehörigen etwas für sich tun, kommt das auch den Betroffenen zugute. Das ist ein ganz wichtiger Faktor. Wenn Eltern bestimmte Probleme nicht selber lösen, fühlen sich die Kinder ganz schnell dafür verantwortlich. Wobei die natürlich oft nichts konkret verändern können, aber sie fühlen sich verantwortlich. Sie sind machtlos und fühlen sich der Situation nicht gewachsen. Dadurch entstehen viele Probleme. «
(UTSCHAKOWSKI 2014a, S. 19)

Exkurs: Begleitung von Jugendlichen rund um die Uhr

In Institutionen, in denen Jugendliche rund um die Uhr von Erwachsenen betreut werden (z. B. Einrichtungen der Jugendhilfe, psychiatrische Abteilungen, Schulheime), sind die Betreuenden meist in einem engeren Kontakt zu den Jugendlichen. Das ist einerseits für die Begleitung von Jugendlichen, die sich selbst verletzen, hilfreich. Andererseits benötigen die Begleitenden besondere Kompetenzen der Selbstfürsorge, um dieser anspruchsvollen Aufgabe gerecht zu werden. Neben den bereits genannten Informationen und Strategien – wie die der Gesprächsführung – zählen hierzu vor allem:

Die Fähigkeit, gut für sich zu sorgen → Dazu gehört es, eigene Grenzen zu erkennen, sich bei Bedarf Unterstützung zu holen oder auch für die eigenen Bedürfnisse einzustehen. Außerdem sollten Betreuende über eine ausgeprägte Reflexionsfähigkeit verfügen, um ausreichend Nähe für eine Begleitung in Phasen psychischer Erschütterung anbieten zu können, aber auch gleichzeitig genug Distanz zu wahren, um selbst stabil sein zu können.

Regelmäßige Selbstreflexion → Für die Selbstreflexion kann es hilfreich sein, Angebote wie Supervisionen, Einzelcoachings oder die kollegiale Beratung durch das Team zu nutzen. Die Bereitschaft, Rückmeldungen anderer anzunehmen und sich selbst kritisch zu hinterfragen, ist dabei eine Grundvoraussetzung.

In schwierigen Situationen einen Schritt zurücktreten → Aufregung, vielleicht sogar Angst um den betroffenen Jugendlichen können dazu führen, übereilte Entscheidungen zu treffen. Gerade wegen der hohen Qualität der Beziehung zwischen den Betreuenden und den Jugendlichen in stationären Settings kann es dazu kommen, dass Betreuende schneller handeln, als sie das vielleicht in Settings tun würden, in denen sie nur punktuell mit den Jugendlichen im Kontakt sind. Nach Selbstverletzungen kann es daher hilfreich sein, innerlich zunächst einen Schritt zurückzutreten und in Ruhe zu überlegen, welche Interventionen nun angemessen sind. Auch hier ist die Selbstreflexion unabdingbar: Entscheide ich gerade im Sinne des Jugendlichen oder aus meiner eigenen Emotion heraus? Kann ich innerlich zurücktreten oder entscheide ich lieber mit einem Kollegen, einer Kollegin gemeinsam?

Schutz von mir und anderen → In einigen Teams, die Menschen mit Selbstverletzendem Verhalten begleiten, gibt es die Regel, im Team nur »das Wichtigste« zu berichten. Dies soll die Erzählenden, aber auch die Zuhörenden davor schützen, Bilder und Gedanken zu verinnerlichen, die schwer zu bewältigen sind (sekundäre Traumatisierung). So könnte ein Bericht einer Sozialpädagogin im Team lauten: »Lukas hat sich heute

Morgen mit einer Rasierklinge selbst verletzt. Die Wunde ist versorgt, der Verband muss täglich gewechselt werden. Martin, könntest du als sein Bezugsbetreuer heute Nachmittag mit ihm über seine Gefühle sprechen, die dazu geführt haben, dass sich Lukas selbst verletzt hat?«

Auch wenn die Sozialpädagogin selbst die Bezugsbetreuerin von Lukas gewesen wäre, hätte sie Informationen zu ihrem Gespräch mit dem Jugendlichen dokumentiert, aber nicht berichtet. Sie verzichtet auch bewusst auf eine Beschreibung der Situation, in der sie Lukas aufgefunden hat. Wenn die Sozialpädagogin merkt, dass sie selbst keinen Abstand zu den Bildern der Situation oder zum Inhalt dessen, was Lukas ihr im Gespräch berichtet hat, herstellen kann, sucht sie zunächst das Gespräch mit ihrem Vorgesetzten. In vielen Fällen wirken das Erzählen und das gemeinsame Reflektieren bereits entlastend. Ist dies nicht der Fall, sollten Mitarbeitende Einzelsupervisionen oder auch therapeutische Gespräche in Anspruch nehmen. Wir empfehlen, bereits bei Stellenantritt nach diesen Angeboten zu fragen, da es in stationären Settings mit Jugendlichen immer wieder zu Situationen kommen kann, die traumatisierend auf Betreuende wirken können.

Kurz gefasst

Jugendliche, die sich selbst verletzen, brauchen Hilfe.

Hilfe und Unterstützung sollten die Jugendlichen jedoch nicht bevormunden, sondern sie befähigen, Bedürfnisse zu äußern und ihre Interessen zu vertreten.

Helfende haben die Aufgabe, sich selbst und ihre Gefühle wahrzunehmen und für sich zu sorgen. Eventuell benötigen sie hierzu ebenfalls Unterstützung.

Zur Prävention von Selbstverletzendem Verhalten oder zur Bearbeitung des Themas in Institutionen und Schulen gibt es verschiedene Ansätze. Besondere Bedeutung kommt dem Einbezug von Betroffenen zu, die sich aktuell nicht (mehr) selbst verletzen und über ihre Erfahrungen berichten können.

Welche Hilfsangebote gibt es?

Wie in den vorherigen Kapiteln beschrieben, ist Hilfe und Unterstützung immer dann notwendig, wenn Selbstverletzendes Verhalten andauert oder die betroffenen Jugendlichen noch keinen Erwachsenen gefunden haben, dem sie sich bezüglich der Ursachen ihres Verhaltens anvertrauen konnten. In diesem Kapitel stellen wir Ihnen Hilfs- und Therapieangebote für Betroffene vor und zeigen Unterstützungsangebote für Eltern, Lehrer und in der Jugendarbeit tätige Personen auf.

Selbstverletzendes Verhalten kann wie andere psychische Erkrankungen psychotherapeutisch behandelt werden. Welche Form der Intervention für die Behandlung nötig ist, hängt vom Schweregrad des Selbstverletzenden Verhaltens und von gegebenenfalls anderen vorhandenen psychischen Erkrankungen ab. In der Regel ist es schwierig, Jugendliche für eine Therapie zu motivieren, da sie ja die Erfahrung gemacht haben, dass das Selbstverletzende Verhalten eine hilfreiche Problemlösestrategie ist. Erst wenn die Betroffenen selbst einen Leidensdruck verspüren, werden sie für eine Therapie als Lösungsstrategie offen sein.

Welche Behandlungsvarianten gibt es?

Grundsätzlich gibt es drei Möglichkeiten, wie sich selbst verletzende Jugendliche versorgt werden können: eine ambulante, teilstationäre oder stationäre Behandlung.

Eine ambulante Psychotherapie → bedeutet, dass die Jugendlichen in ihrem sozialen Umfeld bleiben können, während sie die Therapie besuchen. Sie wohnen weiterhin in ihrer Familie und besuchen die

Schule. Einmal wöchentlich nehmen sie einen ambulanten Therapietermin wahr. Die Voraussetzung hierfür ist, dass die Jugendlichen in ihrem sozialen Umfeld viel Unterstützung erhalten und ihren Anforderungen an den Alltag nachkommen können. Häufig bestehen lange Wartezeiten für ambulante Therapieplätze, daher sollte eine Anmeldung möglichst frühzeitig erfolgen.

Eine teilstationäre Behandlung → sollte erwogen werden, wenn sich durch eine ambulante Therapie keine Besserung zeigt oder es sogar zu einer Zunahme des Selbstverletzenden Verhaltens kommt. Außerdem kann eine teilstationäre Behandlung hilfreich sein, wenn Betroffene zunehmende Schwierigkeiten im Alltag haben oder aufgrund anderer psychischer Erkrankungen zusätzliche Unterstützung benötigen. Teilstationäre Behandlung bedeutet, dass die Jugendlichen tagsüber eine Tagesklinik oder eine andere Einrichtung besuchen, in denen sie therapeutische Unterstützung erhalten. Dazu gehören Einzel- und Gruppentherapien, aber auch lebenspraktische Trainings zur Bewältigung der Anforderungen des Alltags. Abends gehen die Jugendlichen nach Hause und verbringen die Nacht bei ihrer Familie.

Eine stationäre Behandlung → sollte immer dann erfolgen, wenn Jugendliche akut gefährdet sind. Dies ist z. B. der Fall, wenn die Verletzungen sehr schwerwiegend oder Jugendliche suizidgefährdet sind. Die Einschätzung des Suizidrisikos sollte immer durch fachlich geschulte Personen erfolgen, wie Psychiaterinnen, Notfallmediziner, Psychotherapeuten oder entsprechend geschulte psychiatrisch tätige Pflegefachpersonen. In sehr seltenen Fällen kann eine Einweisung für eine stationäre Behandlung auch gegen den Willen der Jugendlichen erfolgen. Dies sollte jedoch in Abstimmung mit den Bezugspersonen gut abgewogen werden, um die Motivation der Betroffenen für die Behandlung möglichst aufrechtzuerhalten.

▰ ▰ Worum geht es in der Psychotherapie?

Ziel der Psychotherapie ist es, ein gemeinsames Verständnis davon zu erhalten, warum die Jugendlichen sich selbst verletzen. Dazu gehört, herauszufinden, welche Ursachen zu diesem Verhalten geführt haben, welche Emotionen dabei beeinflussend wirken und in welchen Situationen das Verhalten auftritt. Die Therapierenden werden den Jugendlichen und ihren Bezugspersonen daher viele Fragen stellen. Sie möchten die Entwicklung der Jugendlichen nachvollziehen können, etwas über ihre schulische Laufbahn und die Interaktion mit anderen Jugendlichen erfahren, aber auch genau wissen, worum es sich bei dem individuellen Selbstverletzenden Verhalten handelt. Dazu gehören Fragen, wo genau die Jugendlichen sich verletzen und womit, ob sie sich mit anderen Jugendlichen über ihr Verhalten austauschen oder sich Informationen dazu beschafft haben (z. B. im Internet).

Wenn die Therapierenden sicher sind, dass sie das Problem der Jugendlichen genau erfasst haben, werden sie mit ihnen gemeinsam daran arbeiten, alternative Handlungsstrategien zu entwickeln. Sie beschäftigen sich also mit der Frage, was die Jugendlichen tun könnten, wenn sie den Drang verspüren, sich selbst zu verletzen, oder was sie tun könnten, damit sie erst gar nicht in eine Situation kommen, in der dieser Drang auftritt.

In unserem Fallbeispiel handelt es sich um eine Therapeutin, die nach der Kognitiven Verhaltenstherapie arbeitet.

JULIAN ist 14 Jahre alt und seit etwa drei Monaten bei Frau Herrmann in Therapie wegen seines Selbstverletzenden Verhaltens und impulsiven Durchbrüchen. Wie immer kommt Julian pünktlich in die Praxis von Frau Herrmann. Unter seinen kurzen Hosen sieht die Therapeutin einen weißen Verband an seinen Oberschenkeln. Julian

beginnt, schon während er zur Tür hereinkommt, zu erzählen: »Ich hab's wieder nicht geschafft. Der Druck war einfach zu groß. Ich hatte gestern sowieso schon den ganzen Tag Stress, und dann nimmt mir mein Vater am Abend auch noch mein Handy weg. Nur wegen so einem Blödsinn. Keine Ahnung, was der damit erreichen wollte.« Er berichtet weiter, dass er »einfach durchgedreht« sei. Er habe erst Gegenstände durch sein Zimmer geworfen, laut herumgeschrien und sei schließlich so wütend gewesen, dass er sich nicht mehr anders zu helfen gewusst habe, als sich zu ritzen. In seinem Kleiderschrank habe er für solche Fälle immer eine Rasierklinge versteckt. Die Verletzung selbst ging dann ganz schnell: Er habe einfach seine kurze Hose hochgekrempelt und die Klinge am Oberschenkel angesetzt. Bereits nach dem zweiten Schnitt habe er sich unglaublich erleichtert gefühlt.
Frau Herrmann erarbeitet mit Julian eine Verhaltensanalyse: Zunächst versuchen sie, gemeinsam den Auslöser von Julians Selbstverletzendem Verhalten am Vorabend zu finden. Julian erinnert sich: »Mein Vater wollte, dass ich in der Küche helfe. Das hab ich auch gemacht. Aber danach fängt er noch an, rumzunörgeln, dass der Grill sauber gemacht werden muss und ich ruhig mal mit anpacken könnte. Dabei hab ich eh schon den ganzen Tag Stress gehabt, weil ich jede Menge Zeug für die Schule erledigen musste.« Als der Vater dann auch noch meinte, dass Julian am nächsten Abend auf seine kleine Schwester aufpassen müsse, da seine Eltern einen Termin hätten, sei das »endgültig zu viel« gewesen. Julian habe sich so sehr etwas Ruhe und Entspannung von seinem Tag gewünscht, aber nur eine Aufforderung nach der nächsten erhalten. Auch »der Ton« seines Vaters habe ihn wütend gemacht. »Außerdem hab ich für den nächsten Abend schon was abgemacht gehabt, aber mich fragt ja keiner, ob ich mich auf was freue oder ›Termine‹ habe.«
Frau Herrmann fragt Julian, welche Körperempfindungen seinem

Selbstverletzenden Verhalten vorausgingen und was ihm genau in diesem Moment am wichtigsten war. Julian berichtet, dass er eine große körperliche Anspannung gefühlt habe, als er immer wütender wurde. Er habe sogar mit den Zähnen geknirscht. In diesem Moment habe er nur noch gewollt, dass das aufhöre. Es habe sich angefühlt, als ob er gleich platze – und das sei unerträglich gewesen. Als Frau Herrmann fragt, was Julian genau gedacht, gefühlt und erwartet hat, bevor er mit dem Selbstverletzenden Verhalten begann, antwortet er: »Ich hab nur noch gedacht: ›Ich halt das nicht mehr aus.‹ Ich war so wütend, dass ich am liebsten alles um mich herum kaputt gemacht hätte. Ich wollte da nur noch raus. Und ich wusste, wenn ich mich verletze, ist es vorbei. Ganz schnell.«

Julian beschreibt, dass er sich körperlich nach dem Ritzen kurzfristig sehr wohl gefühlt habe, später habe er sich aber geschämt, dass er schon wieder »rückfällig« geworden sei. Dabei habe er es sich doch so fest vorgenommen, sich nicht mehr selbst zu verletzen. Als er seine Wunde versorgt habe, sei er sehr traurig gewesen.

Frau Herrmann erklärt Julian, dass er sich ein sehr großes Ziel gesetzt habe, mit dem Selbstverletzenden Verhalten aufzuhören. Sie hätten aber noch nicht daran gearbeitet, was Julian stattdessen tun könnte, um mit seiner Wut umzugehen. Sie könne verstehen, dass Julian traurig gewesen sei, sie sei aber auch zuversichtlich, dass er es im Verlauf der weiteren Therapie irgendwann schaffen werde. Deshalb schlage sie vor, dass sie nun zusammen über Alternativen nachdenken.

■ ■ Was ist bei der Suche nach einem Therapieangebot wichtig?

Kinder und Jugendliche sollten von einer Kinder- und Jugendpsychotherapeutin oder einem Kinder- und Jugendpsychotherapeuten behandelt werden. Ab 16 Jahren können Jugendliche auch zu einem Psychologischen Psychotherapeuten gehen. Diese sind für die Behandlung von Erwachsenen ausgebildet, können ihr Wissen aber auch auf Jugendliche übertragen. Da der Markt im Bereich der therapeutischen Angebote sehr vielfältig ist, empfiehlt es sich, nachzufragen, ob eine Abrechnung über die Krankenkasse möglich ist. Dies ist bei den meisten Therapeutinnen und Therapeuten, die eine Approbation (staatliche Zulassung zur Ausübung ihres Berufs) haben, der Fall.

Im Idealfall sollte der gewählte Therapeut bereits Erfahrungen in der Behandlung von Jugendlichen mit Selbstverletzendem Verhalten gesammelt haben und verhaltenstherapeutisch ausgebildet sein, da die Wirkung dieser Therapieform für Jugendliche mit Selbstverletzendem Verhalten nachgewiesen ist (genauere Hinweise dazu finden Sie bei den einzelnen Therapieformen). Der wichtigste Faktor für eine gelingende Therapie ist jedoch, dass der Jugendliche sich bei seiner Therapeutin, seinem Therapeuten sicher und aufgehoben fühlt. Eventuell sind dafür auch mehrere Erstgespräche notwendig, bis er die »Richtige« oder den »Richtigen« gefunden hat.

WICHTIG ZU WISSEN

Jugendliche, die über eine ausreichende »Einsichtsfähigkeit« verfügen, dürfen auch ohne das Wissen ihrer Eltern ärztliche oder therapeutische Behandlung in Anspruch nehmen. Da die Gesetze keine genaue Altersangabe machen, bleibt es den Behandelnden überlassen, die Fähigkeit des

> Jugendlichen, die Konsequenzen seines Handelns zu erkennen, abzuschätzen. Die Behandelnden unterliegen grundsätzlich der Schweigepflicht. Gegen den Willen eines einsichtsfähigen Jugendlichen dürfen sie auch den Eltern keine Auskünfte geben.

Zum Inhalt, Ablauf und den Rahmenbedingungen von Psychotherapie für Kinder und Jugendliche hat die deutsche Bundespsychotherapeutenkammer einen Ratgeber für Eltern und Bezugspersonen veröffentlicht (www.bptk.de/wp-content/uploads/2019/01/BPtK_Elternratgeber.pdf).). Hier finden Sie gut lesbar Erläuterungen zum rechtlichen und finanziellen Rahmen der psychotherapeutischen Behandlung sowie die Adressen der Psychotherapeutenkammern aller Bundesländer, sodass Sie in Ihrer Region gezielt nach einem passenden Angebot suchen können.

In der ersten ambulanten Therapiesitzung lernen sich der Therapeut und der Jugendliche kennen. Dies ist wichtig, da es in einer Psychotherapie um sehr private und persönliche Angelegenheiten geht. Das erste Gespräch wird sich um aktuelle Schwierigkeiten und die allgemeine Situation des Jugendlichen drehen. Für die Therapeutin oder den Therapeuten gilt es vor allem, gemeinsam mit dem Jugendlichen das Ziel der Therapie festzulegen. Dies kann sich über einige Sitzungen hinziehen, ist für den Erfolg der Therapie aber sehr wichtig: Zum einen kann der Therapeut damit den Erfolg der Therapie einschätzen, zum anderen kann er den Jugendlichen, wenn dieser einmal weniger motiviert ist, an sein Ziel erinnern. Nur, wenn sich der Jugendliche gut aufgehoben fühlt und eine gemeinsame Zielrichtung erkennen kann, wird er sich öffnen können. Erst wenn dies abgeschlossen ist, beginnt die eigentliche Therapie.

Therapieformen

Im folgenden Abschnitt geht es um die unterschiedlichen Therapieformen. Zunächst werden diejenigen vorgestellt, die evidenzbasiert sind. Das heißt, diese Therapien sind in groß angelegten Studien beforscht und ihr Nutzen ist nachgewiesen worden. Daneben gibt es aber auch Therapieformen, deren Evidenz nicht nachgewiesen ist. Entweder weil hierfür noch niemand Forschungsgelder investieren wollte oder weil die Anzahl der Personen, die mit einer bestimmten Erkrankung mit dieser Therapieform behandelt wurden, einfach noch zu klein ist, um definitive (signifikante) Aussagen treffen zu können. Nichtsdestoweniger gibt es Patientinnen und Patienten, die von diesen Therapien profitieren oder profitiert haben.

Unserer Erfahrung nach ist es wichtig, dass die Betroffenen bei der Entscheidung für eine bestimmte Therapieform einbezogen sind oder im Idealfall diese Entscheidung selbst treffen können. Denn nur eine positive Einstellung und der Glaube an die Wirksamkeit einer Behandlung ermöglichen letzten Endes deren Erfolg.

WICHTIG ZU WISSEN

Nicht alle Therapieformen werden in allen Regionen der deutschsprachigen Länder angeboten. Neben langen Wartezeiten kann es vorkommen, dass ein spezielles gewünschtes Angebot nur sehr weit entfernt vom eigenen Wohnort verfügbar ist, was für die Entscheidungen von Familien und Jugendlichen eine zusätzliche Hürde darstellt. In diesem Fall ist es wichtig, abzuwägen, was möglich und sinnvoll ist und welche Belastungen sowohl der Jugendliche als auch die Familie tragen können.
Möglicherweise ist es entlastend, zunächst das Therapieangebot »vor der Haustür« auszuprobieren und nur, wenn dieses keinen Erfolg zeigt,

ein weiter entferntes Angebot in Anspruch zu nehmen. Ob ein Therapieverfahren wirksam ist oder nicht, können die Jugendlichen nur durch Ausprobieren herausfinden: Jeder Mensch reagiert unterschiedlich und kann von unterschiedlichen Angeboten profitieren.

Wir empfehlen Ihnen zusätzlich, mit Ihrer Krankenkasse abzustimmen, welche Verfahren bezahlt werden oder ob eine Übernahme der Kosten von Therapieangeboten, die sich nicht in Ihrem direkten Umfeld befinden, möglich ist. Eventuell wird auch dies Ihre Entscheidung für oder gegen ein Angebot beeinflussen.

Dialektisch-Behaviorale Therapie (DBT)

Diese von Marsha Linehan (*1943) entwickelte Therapieform konzentriert sich auf Störungen der Emotionsregulation. Dabei arbeiten die Therapierenden mit den Betroffenen an drei Problemfeldern: Probleme auf der Verhaltensebene, Probleme des emotionalen Erlebens und Probleme der Sinnerfülltheit. Vielen Menschen ist das Fertigkeiten- oder Skillstraining aus der Dialektisch-Behavioralen Therapie (DBT) bekannt. Hier lernen Betroffene, alternative Handlungen einzusetzen, wenn sie z. B. emotional angespannt sind und den Drang verspüren, sich mittels einer Selbstverletzung zu erleichtern. Dabei ist es wichtig, dass die Therapierenden mit den Betroffenen genau erarbeiten, wofür ein Skill (eine Fertigkeit) eingesetzt werden soll, d. h., welche Wirkung erzielt werden soll und welche Alternativen möglich sind.

Die DBT wird sowohl stationär als auch ambulant eingesetzt. Stationäre Programme dauern in der Regel bis zu zwölf Wochen, ambulante Therapien ein Jahr oder länger. Ursprünglich wurde die DBT für die Behandlung chronisch suizidaler Frauen und Patientinnen mit einer

Borderline-Persönlichkeitsstörung entwickelt. Mittlerweile gibt es sie für viele unterschiedliche Zielgruppen. Bezogen auf Jugendliche, die sich selbst verletzen, wird häufig die DBT-A (DBT für Adoleszente) eingesetzt. Hierbei handelt es sich um eine Variante, deren Sprache und Beispiele sich an der Lebenswelt der Jugendlichen und jungen Erwachsenen orientieren. Sowohl die DBT als auch ihre Weiterentwicklungen sind gut beforscht und ihre Wirksamkeit nachgewiesen (BOHUS u. a. 2013). Die DBT-A umfasst auch eine engmaschige Supervision der Therapeutinnen und Therapeuten.

∎∎∎ Kognitive Verhaltenstherapie

Die Kognitive Verhaltenstherapie (KVT) geht davon aus, dass unser Denken und unsere Bewertungen entscheidend dafür sind, was wir fühlen und wie wir uns verhalten. Im Zentrum befinden sich Kognitionen. Diese stehen für Gedanken, Einstellungen, Bewertungen und Überzeugungen.

Je nachdem, welche Erfahrungen wir im Verlauf unseres Lebens gemacht haben, bewerten wir Situationen und Dinge unterschiedlich. Einige Menschen sehen das Glas als »halb voll« an, andere als »halb leer«. Auch unsere Erwartungen werden durch unsere Erfahrungen stark beeinflusst. Am Fallbeispiel von Julian können Sie sehen, wie die Arbeit innerhalb der Kognitiven Verhaltenstherapie aussieht. Frau Herrmann erarbeitete zunächst mit Julian seine Gedanken und Einstellungen in der Situation, in der er sich selbst verletzte. Erst anschließend wandten sie sich gemeinsam möglichen Handlungsstrategien für die Zukunft zu. Dabei hat Frau Herrmann Julians Motivation für die Behandlung gestärkt, indem sie ihn für sein Ziel lobte und ihm Zuversicht vermittelte, dieses auch erreichen zu können. Neben der

Motivation ist die Psychoedukation ein zentraler Baustein der Kognitiven Verhaltenstherapie. Psychoedukation bedeutet, Wissen über die eigene Erkrankung sowie über die Möglichkeiten der Behandlung zu erhalten. Diese Informationen sind wichtig, um die Situation für die Betroffenen handhabbar zu machen (siehe Kapitel »Was ist Selbstverletzendes Verhalten?«, S. 34).

Neben der Motivationsarbeit und der Psychoedukation liegt der Fokus von kognitiven Verhaltenstherapeutinnen und -therapeuten auf der Identifikation auslösender Faktoren und auf den Funktionen des Selbstverletzenden Verhaltens (IN-ALBON u. a. 2015). Durch das Erlernen alternativer Handlungsstrategien sind die Betroffenen mehr und mehr in der Lage, ihr Selbstverletzendes Verhalten zu reduzieren. Wie im Fallbeispiel von Julian ist es also normal, wenn Jugendliche auch während der Therapie immer wieder einmal auf ihre bewährten Muster zurückgreifen. Dies ist kein Versagen, sondern kann in der Therapie wiederum als Beispiel verwendet werden, um noch genauer zu erfahren, was Auslöser waren und welche alternativen Strategien künftig wirksam sein könnten.

Schematherapie

Die Schematherapie ist eine Therapieform, die ihre Grundbausteine in der Kognitiven Verhaltenstherapie findet. Jeffrey Young (*1950), der Begründer der Schematherapie, unterscheidet 18 sogenannte Schemata, beispielsweise Im-Stich-gelassen-Werden oder Beachtung-Suchen. Diese Schemata entstehen aufgrund früherer Lebenserfahrungen. Treffen mehrere Schemata aufeinander, entstehen Modi, die das Handeln der Menschen begründen.

Sind diese Modi dysfunktional, wenden sie sich z. B. gegen die

Betroffenen, wie es beim Selbstverletzenden Verhalten der Fall ist. Bei der Schematherapie versuchen die Therapierenden, herauszufinden, welches Bedürfnis hinter der Entwicklung dieser Modi steckt. Diese Bedürfnisse versuchen sie dann direkt zu befriedigen. Sie stehen damit stellvertretend für die Bezugspersonen der Betroffenen und helfen den Betroffenen, sich selbst weiterzuentwickeln und psychische Stabilität herzustellen. Die Wirksamkeit der Schematherapie ist bezogen auf Patientinnen und Patienten mit Persönlichkeitsstörungen nachgewiesen (Roediger, Zarbock 2013). Zur Wirksamkeit der Behandlung des Selbstverletzenden Verhaltens ohne Vorliegen einer Persönlichkeitsstörung gibt es keine Nachweise.

Mentalisierungsbasierte Therapie

Die Mentalisierungsbasierte Therapie wurde ursprünglich primär für die Behandlung von Patientinnen und Patienten mit Persönlichkeitsstörungen entwickelt und hat als Grundlage bindungstheoretische Aspekte. Das Ziel dieser Therapieform ist es, die Mentalisierungsfähigkeit zu verbessern. Unter Mentalisierungsfähigkeit wird die Fähigkeit verstanden, das eigene Verhalten und das Verhalten anderer Menschen zu interpretieren. Dazu ist es notwendig, die eigenen Gefühle sowie mögliche Gefühle anderer zu erkennen und zu reflektieren. Dadurch können unterschiedliche Perspektiven in die eigenen Entscheidungen einbezogen und falsche Überzeugungen bei sich oder anderen aufgedeckt und bearbeitet werden.

Die Wirksamkeit der Variante MBT-A (Mentalisierungsbasierte Therapie für Adoleszente) bei Jugendlichen mit Selbstverletzendem Verhalten konnte durch eine englische Studie nachgewiesen werden (Rossouw, Fonagy 2012).

■■■ Pharmakotherapie (Medikamente)

Für die Behandlung des Selbstverletzenden Verhaltens gibt es keine empfohlenen Medikamente. Manchmal kann es jedoch sein, dass neben dem selbstverletzenden Verhalten noch andere psychische Erkrankungen vorliegen, wie etwa eine Depression. In diesem Fall kann eine unterstützende medikamentöse Behandlung sinnvoll ist, damit die Jugendlichen gut in der Psychotherapie mitarbeiten können.

Medikamente werden von Psychiaterinnen und Psychiatern verordnet. Psychotherapeutinnen und -therapeuten arbeiten häufig mit psychiatrisch tätigen Kolleginnen und Kollegen zusammen oder können für die Verordnung eine psychiatrische Praxis empfehlen.

■■ Einbezug von Bezugspersonen in die Therapie

Eine Therapie von Kindern, Jugendlichen oder jungen Erwachsenen kann nur dann erfolgreich sein, wenn ihr enges soziales Umfeld, das »System«, in die Therapie einbezogen ist. Dabei ist es wichtig, dass keine Bündnisse zwischen den Erwachsenen, also den Therapierenden und den Eltern oder Bezugspersonen, entstehen, die die Jugendlichen ausschließen. Genauso wenig dürfen aber Bündnisse zwischen den Jugendlichen und den Therapierenden gegen die Eltern oder Bezugspersonen eingegangen werden. Die Verantwortung hierfür liegt bei den Therapierenden. Sie sorgen für eine offene und transparente Kommunikation zwischen allen Beteiligten, die es den betroffenen Jugendlichen ermöglichen soll, in einem sicheren Umfeld zu leben und bessere Strategien in Kommunikation und Handeln zu erwerben.

Daher ist es auch die Aufgabe der Therapierenden, zu ermitteln, ob die Jugendlichen in ihrer aktuellen Wohnsituation sicher und geschützt sind. Ist das nicht der Fall, sollten Therapierende immer die Jugendhilfe einschalten, denn der Erfolg der Behandlung ist von einem sicheren Umfeld der Jugendlichen abhängig.

Leben Jugendliche in einer Einrichtung, sollten die pädagogischen Bezugspersonen in die Therapie einbezogen werden, da sie gemeinsam mit den Jugendlichen deren Alltag erleben und gestalten (Resch 2017). Die Familie und Bezugspersonen sind eine wichtige Ressource und können den sich selbst verletzenden Jugendlichen Rückhalt geben. Auch können sie sie unterstützen, alternative Handlungsstrategien zu entwickeln und im Alltag anzuwenden. Sie sind zwischen den Therapieterminen anwesend und können stabilisierend und präventiv wirken.

SABRINA ist wegen ihres Selbstverletzenden Verhaltens in Therapie bei Frau Schneider. Die Jugendliche berichtet, dass es immer wieder dazu komme, dass sie sich an den Unterarmen schneide, wenn ihre Mutter abends ausgehe und Sabrina allein zu Hause sei. Frau Schneider fragt danach, wie oft das denn der Fall sei, was Sabrina genau in diesen Situationen fühle und wie die Absprachen mit ihrer Mutter lauteten. Sabrina erzählt, dass es keine konkreten Absprachen gebe und sie die Abwesenheiten der Mutter nicht einschätzen könne. Diese sei nur darauf bedacht, sich einen schönen Abend zu machen, und es sei ihr völlig egal, ob Sabrina darunter leide. Frau Schneider schlägt vor, Sabrinas Mutter zur nächsten gemeinsamen Sitzung einzuladen.
In der gemeinsamen Sitzung möchte Frau Schneider zunächst hören, wie Sabrinas Mutter die Situation einschätzt. Diese berichtet, dass sie einmal pro Monat mit einer Freundin im Restaurant zu Abend esse oder ins Kino gehe. Sabrina sage immer, dass sie sich auf einen Abend allein zu Hause freue. Die Mutter ist verblüfft, zu hören, was Sabrina Frau Schneider in der letzten Sitzung erzählt hat. Sabrina selbst

druckst nun ein wenig herum, bis sie zugibt, dass sie die Freundin der Mutter nicht leiden kann und deshalb eifersüchtig ist, wenn sich die Mutter mit ihr einen schönen Abend macht. Dieses Gefühl sei dann so übermächtig, dass sie nicht mehr wisse, wie sie sich selbst entlasten könne, ohne sich zu verletzen. Auch wenn es Sabrina peinlich ist – alle sind froh, dass das geklärt ist und Frau Schneider nun mit Sabrina schauen kann, warum sie denn so eifersüchtig ist und was sie in einer solchen Situation unternehmen kann. Frau Schneider bespricht auch mit Mutter und Tochter, dass sie gern einmal allein mit der Mutter sprechen würde, um mit ihr zu überlegen, wie sie Sabrina im Umgang mit solchen Situationen unterstützen kann. Sabrina ist damit einverstanden.

▬ ▬ Selbsthilfe

In allen deutschsprachigen Ländern ist die Selbsthilfe ein wichtiger Partner in der Gesundheitsversorgung. Auch wenn die Organisationsformen unterschiedlich sind, sind die Ziele gleich: die Vermittlung, Förderung und Vernetzung von Selbsthilfegruppen, die Verankerung der Selbsthilfe in der politischen Landschaft und die Unterstützung internetbasierter Selbsthilfeinitiativen zur Stärkung der Eigeninitiative und Gesundheitskompetenz von Betroffenen (SAX 2015).

Menschen, die von chronischen Erkrankungen betroffen sind oder unter gesundheitlichen Problemen leiden, suchen häufig Informationen bei anderen Betroffenen. Dies gilt vor allem bezogen auf die Vermeidung oder Prävention von gesundheitlichen Problemen, aber auch zur Vorbereitung auf Arztgespräche. Ziel ist es, selbstbestimmt mit den Auswirkungen gesundheitlicher Probleme umzugehen oder damit leben zu lernen (STUTZ-STEIGER 2015).

Selbsthilfegruppen sind eine Möglichkeit, mit anderen Betroffenen in Kontakt zu kommen. Sie können und wollen ein professionelles Behandlungsangebot nicht ersetzen, ergänzen dieses aber auf hilfreiche Weise. Ihr Ziel ist es, Betroffenen die Auseinandersetzung mit ihren gesundheitlichen Problemen zu ermöglichen und ihren Selbstwert zu stärken. Dies geschieht durch die Erfahrung, Teil einer Gruppe zu sein, durch das Weitergeben eigener Erfahrungen an andere sowie durch den Aufbau hilfreicher sozialer Beziehungen.

Neben dieser individuellen Förderung der Betroffenen leisten Selbsthilfegruppen auch einen systemischen Beitrag: Kompetente Patientinnen und Patienten erweitern wesentlich das Wissen der Gesellschaft über ihre Erkrankung (SAX 2015). Psychisch Erkrankte erleben immer noch Stigmatisierung in ihrem sozialen Umfeld. Selbsthilfegruppen können zu einer Entstigmatisierung sowohl der Erkrankung als auch der psychiatrischen Unterstützungsangebote maßgeblich beitragen.

Die Frequenz von Gruppentreffen ist sehr unterschiedlich und wird von den Gruppen selbst festgelegt. Einige treffen sich wöchentlich, andere monatlich und wieder andere sogar nur vierteljährlich. Genauso verhält es sich mit dem Treffpunkt: Einige Gruppen nutzen Gruppenräume von Selbsthilfeorganisationen, die in der Regel nur einen sehr kleinen, individuellen Kostenbeitrag erheben. Andere treffen sich in Restaurants oder Cafés, wieder andere in kirchlichen Gemeinderäumen oder an anderen Orten. Es gilt der Grundsatz, dass die Mitglieder einer Gruppe gemeinsam festlegen, welche Rahmenbedingungen für sie passend sind. Können sie dies nicht allein herausfinden oder haben sie keine Ideen, was passend sein könnte, bieten die Selbsthilfeorganisationen (wie z. B. NAKOS, Nationale Kontakt- und Informationsstelle zur Anregung und Unterstützung von

Selbsthilfegruppen: www.nakos.de) auch Unterstützung beim Aufbau von Gruppen oder in Umbruchphasen an, wenn neue Mitglieder dazukommen und eine Gruppe sich neu formiert.

Die meisten Treffen verlaufen so, dass alle Teilnehmenden ihre aktuellen Themen oder Fragen einbringen können und diese dann nacheinander besprochen werden. Dabei ist Vertraulichkeit wichtig: Viele Gruppen treffen darüber eine schriftliche Vereinbarung oder wiederholen diesen Grundsatz bei jedem Treffen. Dies kann sogar so weit gehen, dass sich die Mitglieder von Gruppen in der Öffentlichkeit nicht zu ihrer Gemeinsamkeit bekennen: Je nach Thema und Angst vor Stigmatisierung kann diese Form von gegenseitiger Unterstützung hilfreich sein. In anderen Gruppen ist es erwünscht, ebenso privat Kontakt zu halten oder sogar Freundschaften außerhalb der Gruppe miteinander zu pflegen. Auch hier gilt: Die Mitglieder entscheiden gemeinsam, was zu ihnen passt.

Daher ist es auch nicht verwunderlich, wenn nicht gleich die erste Gruppe die passende ist: Manchmal braucht man mehrere Anläufe, um die richtige Gruppe für das eigene Anliegen zu finden. Und in anderen Fällen braucht es den Mut, zu den eigenen Bedürfnissen zu stehen und diese offen mitzuteilen. Zum Beispiel wenn in einer Gruppe das »Jammern« überhandnimmt. Ziel jeder Sitzung sollte es sein, gestärkt und wenn möglich mit neuen Ideen für das eigene Leben nach Hause zu gehen. Das funktioniert aber nur, wenn die Teilnehmenden den Grundsatz beherzigen, sich gegenseitig konstruktiv zu unterstützen. Sie tun dies, indem sie von ihren eigenen Erfahrungen berichten und den Blick auf die eigenen Ressourcen und die des Gegenübers richten. Dies ist nicht immer einfach – vor allem in belastenden Situationen. Aber auch hier stehen die Selbsthilfeorganisationen mit Rat und Tat zur Seite, wenn es in einer Gruppe Probleme gibt.

Neben Gruppen für Betroffene gibt es meist auch Gruppen für Angehörige. Dies ist wichtig, da die Bedürfnisse von Betroffenen und deren Bezugspersonen häufig sehr unterschiedlich sind. Auch kann es vorkommen, dass sich Betroffene, die aktuell sehr belastet durch ihre persönliche Situation sind, unwohl fühlen, wenn sie vor Angehörigen über ihre Probleme sprechen sollen. Für Angehörige wiederum kann es unterstützend sein, zu erfahren, wie andere Angehörige die Situation erleben und welche Strategien sie z. B. im Umgang mit ihren Gefühlen gefunden haben.

Bezogen auf verschiedene psychische Erkrankungen gibt es zudem sogenannte »Trialoge«, in denen Betroffene, Angehörige und Fachpersonen miteinander über ihre Erfahrungen sprechen (Beispiele: www.promentesana.ch/de/angebote/trialog-schweiz.html). Dies kann sehr hilfreich sein, um die verschiedenen Perspektiven miteinander abzugleichen und Verständnis für das Erleben des anderen zu entwickeln. Aktuell ist uns jedoch nicht bekannt, dass zum Thema nichtsuizidales Selbstverletzendes Verhalten bei Jugendlichen Trialoge angeboten würden. Eventuell ist dies eine mögliche Entwicklung für die Zukunft. Gerade wenn junge Erwachsene, die einen Weg aus ihrem Selbstverletzenden Verhalten in der Jugendzeit gefunden haben, sich auf einen solchen Austausch einlassen, könnte dies sowohl für betroffene Jugendliche als auch für deren Bezugspersonen neue Perspektiven im Umgang miteinander eröffnen.

Die Kontaktdaten der deutschsprachigen Organisationen der Selbsthilfe können Sie den Adressen im Anhang entnehmen. Die Teilnahme an Selbsthilfegruppen ist in der Regel kostenlos.

Notfalltelefon

Notfall- oder Notruftelefone sind vielen Menschen als »Seelsorge-Hotlines« oder Ähnliches bekannt. Ihnen allen gemein ist, dass sie niedrigschwellige kostenlose Hilfe anbieten, die entweder über gemeinnützige Vereine oder den Staat finanziert wird.

Das Prinzip der Versorgung beruht auf Ehrenamtlichkeit: Menschen, die ihre Zeit anderen zur Verfügung stellen möchten, bewerben sich um eine Tätigkeit bei einem Notfalltelefon. Nach einem Auswahlverfahren, das sicherstellen soll, dass die Helfenden der Aufgabe auch gewachsen sein werden, durchlaufen diese häufig eine umfassende Ausbildung. Dazu gehören Kommunikationstechniken, aber auch Kenntnisse über die regionalen Hilfs- und Versorgungsangebote. Notruftelefone dienen nicht nur der emotionalen Entlastung des Anrufenden. Die Mitarbeitenden können auch dabei helfen, ein geeignetes Angebot für das aktuelle Anliegen der Anrufenden zu finden, wenn sie dazu selbst gerade nicht in der Lage oder nicht sicher sind, wohin sie sich wenden sollen.

Wenn Sie unsicher sind, ob es Ihnen wirklich schlecht genug geht, um einen Anruf bei einem Notruftelefon zu machen: Versuchen Sie es! Während viele Menschen glauben, sie müssten mindestens suizidgefährdet sein, um ein solches Angebot in Anspruch zu nehmen, würden sich viele Mitarbeitende freuen, wenn sich Betroffene nicht erst in einer solch schweren Krisensituation melden würden. Häufig wird bereits professionelle Hilfe benötigt, wenn Menschen zum ersten Mal »zum Hörer greifen«, um sich einem anderen Menschen anzuvertrauen. Dabei hätte ein Gespräch zu einem früheren Zeitpunkt vielleicht sogar verhindern können, dass sich eine Situation zu einer echten Krise entwickelt. Scheuen Sie sich also nicht, Hilfe in Anspruch zu nehmen – besser früher als später! So stellt ein Vater eines psychisch erkrankten Sohnes fest:

» Dieser Aspekt, Gefühle wahrzunehmen, wird in vielen Familien, eigentlich in unserer ganzen Gesellschaft, zu wenig gelebt. Man zeigt keine Gefühle, man redet nicht darüber. [...] Ich glaube, es kann sich ganz viel dadurch verändern, dass wir lernen, Gefühle wahrzunehmen und darüber zu sprechen, und sagen, dass wir Hilfe brauchen, wenn wir unsere Wünsche und Bedürfnisse aussprechen. Als wir versucht haben, uns Hilfe zu holen, haben wir nie gesagt, dass es uns sehr schlecht geht, dass wir wirklich Hilfe brauchen. Wir haben dort angerufen, aber wir haben unsere Gefühle nicht zeigen können. Vielleicht hätten wir dann schon eher Hilfe bekommen. « (UTSCHAKOWSKI 2014a, S. 19)

Einen Überblick über die Notruftelefone in den deutschsprachigen Ländern finden Sie im Anhang (S. 112). Dabei finden sich auch einige wenige Angebote, die Fachpersonen beschäftigen. Die meisten Anbieter ermöglichen die Kommunikation per Telefon, per E-Mail und per Chat, sodass Sie die von Ihnen bevorzugte Form wählen können. Der überwiegende Teil der Notrufnummern ist rund um die Uhr besetzt. Es ist somit Zufall, mit welcher Mitarbeiterin, mit welchem Mitarbeiter Sie in Kontakt treten. Wenn Sie eine mehrmalige oder längerfristige Begleitung bevorzugen, empfehlen wir Ihnen, sich an eine Beratungsstelle zu wenden.

▬ ▬ (Familien-)Beratungsstellen

Ähnlich wie die Notruftelefone sind die Angebote von Beratungsstellen in der Regel kostenlos, da sie von gemeinnützigen Trägern und dem

Staat finanziert werden. Einige Beratungsstellen wünschen sich bei längerer Begleitung von Familien oder Einzelpersonen eine Kostenbeteiligung, die aber meist dem Einkommen angepasst ist (Empfänger von Sozialleistungen sind davon ausgenommen).

Während der »Erziehungsberatung« früher noch der Makel »schwer erziehbarer« Kinder anhaftete, haben sich die modernen Stellen für Lebens- und Familienberatung zu einem nicht mehr wegzudenkenden Angebot in der Gesellschaft entwickelt. Sozialarbeitende und Therapeutinnen und Therapeuten leisten Unterstützung auf hohem Niveau und sind darüber hinaus mit ergänzenden Angeboten in der Region gut vernetzt.

Der Vorteil einer persönlichen Begegnung liegt vor allem in der Möglichkeit, auch als Familie oder Elternteil zusammen mit dem Jugendlichen Beratung in Anspruch zu nehmen. Häufig kann es hilfreich sein, wenn ein Dritter in Konflikten vermittelt oder Parteien dabei unterstützt, wieder in den Dialog miteinander zu treten. Gerade wenn es schon zu Machtkämpfen mit Jugendlichen gekommen ist oder diese sich völlig unverstanden fühlen, kann ein Außenstehender dazu beitragen, Türen zu öffnen, die zuvor verschlossen waren. Für Sie als Bezugsperson kann dies aber auch bedeuten, einem Dritten Vertrauen zu schenken, eventuell zunächst allein mit Ihnen und allein mit dem Jugendlichen zu arbeiten, bis eine gemeinsame Arbeit möglich ist. Gerade wenn Sie als Eltern große Angst haben, ist dies ein schwieriger, aber häufig auch erfolgreicher Schritt.

Wie auch die Mitarbeitenden bei den Notruftelefonen sind die Beratenden an die Schweigepflicht gebunden. Nur wenn sie Kenntnis von Straftaten erhalten oder das Wohl von Eltern oder Jugendlichem gefährdet ist (z. B. bei Gewalt in der Familie), sind sie verpflichtet, die Behörden zu informieren.

Exkurs: Gefahren des Internets

Beratungsangebote im Internet erfreuen sich großer Beliebtheit, da die Nutzenden eine größere Anonymität erwarten, als wenn sie eine Beratungsstelle in ihrer Region aufsuchen. Zudem sind gerade Jugendliche besonders internetaffin.

Das Internet kann jedoch auch zu einer Verschlimmerung der Problematik beitragen: Jugendliche »stecken sich gegenseitig« mit Selbstverletzendem Verhalten an, lernen ihnen bisher unbekannte Methoden der Verletzung kennen oder können die Seriosität der Anbieter von Beratungsleistungen nicht einschätzen.

Sie werden zudem besonders leicht beeinflusst, wenn sie sich mit den medial dargestellten Personen identifizieren können. Die Veröffentlichung einer Serie, in der sich die jugendliche Hauptdarstellerin suizidierte, führte zu einer ganzen Reihe von Nachahmungseffekten. Viele Internetseiten machen sich diesen Effekt zunutze, indem sie besonders sympathisch wirkende junge Erwachsene für Werbezwecke einsetzen. Genauso kann aber auch der Kontakt mit der einfühlsamen »Freundin« im Chat dazu führen, das Selbstverletzende Verhalten vor sich selbst zu rechtfertigen, oder der Kontakt mit den »angesagten« Jugendlichen dazu, neue Methoden auszuprobieren.

Eltern und Bezugspersonen stehen diesen Phänomenen oft hilflos gegenüber: Die Nutzung des Internets zu verbieten, käme nicht nur einer Bestrafung gleich, sondern würde auch hilfreiche soziale Kontakte verhindern, da die Jugendlichen meist über soziale Medien miteinander kommunizieren.

Sie können jedoch mit den Jugendlichen darüber sprechen, was sie im Internet ansehen, auf welchen Seiten sie sich Informationen suchen und wie sie sich dabei fühlen. Sie können außerdem versuchen, ein positives Modell für das Suchen und Annehmen von Hilfe zu sein, wenn es Ihnen schlecht geht. Und den Jugendlichen vermitteln, wie sie selbst herausfinden, welche Art von Hilfe seriös und unterstützend ist, und woran sie erkennen, welche »Hilfe« eher schadet.

Kollegiale Beratung und konsiliarische Unterstützung

Unter dem Begriff *kollegiale Beratung* wird ein lösungsorientierter und strukturierter Ansatz verstanden, den Mitarbeitende von Organisationen nutzen können, um Probleme gemeinsam zu lösen. Ziel ist es, sich durch gemeinsame Reflexion der subjektiven Deutung von Situationen bewusst zu werden und somit alternative Handlungsmöglichkeiten zu erkennen. Dabei geht es nicht darum, dass die Kolleginnen und Kollegen einer Person Ratschläge geben, sondern darum, dass sie ihre persönliche Sichtweise auf das von einem Einzelnen geschilderte Problem darlegen. Die unterschiedlichen Sichtweisen können dann bei der Person, die das Problem eingebracht hat, dazu führen, neue Möglichkeiten zu erkennen oder Ideen zu entwickeln.

Da die kollegiale Beratung im Team stattfindet, ist sie ressourcenschonend und kann auch von kleinen Einrichtungen angewendet werden. Bezogen auf den Umgang mit Selbstverletzendem Verhalten bei Jugendlichen kann die kollegiale Beratung dazu genutzt werden, die eigenen Gefühle zu reflektieren, sich Klarheit über die nächsten Handlungsschritte zu verschaffen oder auch dazu, herauszufinden, ob ich als Fachperson weitergehende Unterstützung benötige. Es ist ein strukturiertes und klar definiertes Vorgehen, das bei Einhaltung des Konzepts sehr erfolgversprechend ist (SCHMID u. a. 2013). Wenn Sie das Konzept für sich und Ihre Organisation oder Einrichtung nutzen möchten, empfehlen wir Ihnen, sich vertieft mit der Methode vertraut zu machen, etwa mit Literatur zum Thema (z. B. KOCKS, SEGMÜLLER 2018) oder auch im Internet.

Unter konsiliarischer Unterstützung wird das Einbeziehen von Fachpersonen verstanden, die nicht in der eigenen Organisation beschäftigt sind. Dies kann z. B. sinnvoll sein, wenn die eigenen fachlichen Kenntnisse nicht ausreichen, um eine Situation zu beurteilen, oder Hilfsangebote nicht bekannt sind. Wir empfehlen grundsätzlich, psychotherapeutisch oder psychiatrisch tätige Fachpersonen einzubinden, wenn das aktuelle Befinden oder die aktuelle Situation der Jugendlichen nicht sicher eingeschätzt werden können. Auch in der Beratung von Teams in Schulen oder anderen Einrichtungen können die Fachpersonen für die psychische Gesundheit von Kindern und Jugendlichen wertvolle Hinweise und Impulse geben.

Kurz gefasst

Zur therapeutischen Behandlung des Selbstverletzenden Verhaltens gibt es verschiedene Möglichkeiten. Neben ambulanten, teilstationären und stationären Angeboten werden diverse Therapieformen wie DBT oder Kognitive Verhaltenstherapie eingesetzt.

Ergänzend zu den therapeutischen Angeboten gibt es verschiedene Möglichkeiten, Hilfe und Unterstützung für sich selbst oder auch die betroffenen Jugendlichen zu erhalten. Hierzu gehören Notfalltelefone, Selbsthilfegruppen und Beratungsstellen.

Für Fachpersonen gibt es spezielle Formen der Unterstützung, wie die kollegiale Beratung oder die konsiliarische Unterstützung.

Beratung und Unterstützung: Adressen und Links

Im folgenden Kapitel finden Sie hilfreiche Adressen und Links für die Inanspruchnahme von Beratung und Unterstützung. Sie werden gegliedert nach den deutschsprachigen Ländern aufgeführt und jeweils untergliedert in Angebote für Erwachsene und für Jugendliche. Daran schließen sich Adressen und Links zu Selbsthilfeorganisationen an, und schließlich weisen wir auch noch auf Antistigma-Projekte hin, die sicherlich für Lehrpersonen interessant sind.

In der Schweiz

Für Erwachsene

projuventute.ch/de/elternberatung → Kostenlose Beratung für Eltern und Bezugspersonen von Kindern und Jugendlichen – telefonisch und online.
Telefonberatung rund um die Uhr: 058 261 61 61.
Onlineberatung im geschützten Bereich der Website.
Datenbank zur Recherche von Fachstellen im eigenen Kanton (selektierbar z. B. nach Fragen zu Gesundheit, psychischen Problemen oder Entwicklungsproblemen).
www.elternnotruf.ch → 24 Stunden Hilfe und Beratung von Fachpersonen für Eltern, Familien und Bezugspersonen.
Telefonberatung rund um die Uhr: 0848 35 45 55.
Beratung für Fachleute (auch als Coaching oder Supervision) möglich.
Beratung auch per E-Mail oder Face to Face möglich.

www.143.ch → Das Schweizer Sorgentelefon ist für Menschen da, die ein helfendes und unterstützendes Gespräch benötigen. Telefonberatung rund um die Uhr: 143.
Beratung auch per E-Mail oder Chat.

▪▪▪ Für Jugendliche

www.147.ch → Beratung für Kinder und Jugendliche. Telefonberatung durch Pro Juventute: 147.
Beratung auch per SMS, Chat oder E-Mail.
jugendberatung.ch → Unter dem Button »Kontakt« sind gemeindenahe Beratungsangebote für Jugendliche zu finden.
www.samowar.ch → Beratungsstellen für Jugendliche im Raum Horgen und Meilen. Unter dem Button »Im Notfall« sind aber auch Notfalladressen und Telefonnummern für die Gesamtschweiz aufgeführt.
www.tschau.ch/wohlfuehlen_gesundheit/konflikte-und-krisen/selbstverletzendes-verhalten → Hier gibt es Informationen für Betroffene, Notfallnummern, Links zu weiterführenden Seiten und viele hilfreiche Tipps.

■■ In Deutschland

■■■ Für Erwachsene

bke-elternberatung.de → Die Bundeskonferenz für Erziehungsberatung bietet Beratung für Kinder, Jugendliche und Eltern an. Online-Elternberatung: Foren, Gruppenchats, Mailberatung, Einzelchat.
Suche von Beratungsstellen in der eigenen Region für die persönliche Beratung (deutschlandweit).
caritas.de/onlineberatung → Beratungsangebote für Eltern und Familien sowie für Kinder und Jugendliche.
www.internet-notruf.de → Beratung per E-Mail, bei Bedarf auch über einen zur Verfügung gestellten Webmail-Account. Bedingung für die Anmeldung ist eine eigene E-Mail-Adresse; die Beratung beginnt innerhalb von 48 Stunden nach Kontaktaufnahme und erfolgt durch Fachpersonen.
Es gibt auch ein Beratungsangebot gezielt für Fachpersonen (z. B. Lehrerinnen und Lehrer).
www.nummergegenkummer.de → Dachverband des größten kostenfreien telefonischen Beratungsangebots für Kinder, Jugendliche und Eltern in ganz Deutschland.
Elterntelefon: 0800 111 0550 (kostenlos); Montag bis Freitag 9–11 Uhr, Dienstag und Donnerstag 17–19 Uhr.
www.telefonseelsorge.de → Die Telefonseelsorge ist bundesweit organisiert mit 105 kompetenten unabhängigen Regionalstellen vor Ort.
Telefonberatung: 0800 111 0 111, 0800 111 0 222, 116 123 (alle kostenlos).
Beratung auch per E-Mail, Chat oder vor Ort.

Für Jugendliche

bke-jugendberatung.de → Die Bundeskonferenz für Erziehungsberatung bietet Beratung für Kinder, Jugendliche und Eltern an. Online-Jugendberatung: Foren, Gruppenchats, E-Mail-Beratung, Einzelchat.
Suche von Beratungsstellen in der eigenen Region für die persönliche Beratung (deutschlandweit).
caritas.de/onlineberatung → Beratungsangebote für Eltern und Familien sowie für Kinder und Jugendliche.
www.nummergegenkummer.de → Dachverband des größten kostenfreien telefonischen Beratungsangebots für Kinder, Jugendliche und Eltern in ganz Deutschland.
Kinder- und Jugendtelefon: 116 111 (kostenlos); Montag bis Samstag 14–20 Uhr.
www.jugendnotmail.de → Einzel-Onlineberatung, Chat und Foren, unter anderem auch gezielt zum Thema Selbstverletzung.

In Österreich

Für Erwachsene

www.familienberatung.gv.at → Datenbank von Beratungsstellen in ganz Österreich, selektierbar nach Region und spezifischen Themen (z. B. Krisen, Konflikte). Es können auch fremdsprachige Angebote gesucht werden.
www.beratungsstellen.at → Datenbank von Beratungsstellen in ganz Österreich; nach Themengebieten (z. B. Kinder und Jugendliche, Eltern- und Familienberatung) und Region eingrenzbar.

www.telefonseelsorge.at → Angebot für Menschen, die einen kompetenten, einfühlsamen und verschwiegenen Gesprächspartner suchen.
Telefonische Beratung: 142.
Beratung auch per E-Mail oder Chat.
www.rataufdraht.at → Die Notrufnummer bietet eine wichtige Anlaufstelle bei Problemen, Fragen und in Krisensituationen für Kinder, Jugendliche und deren Bezugspersonen.
Telefonische Beratung: 147.
Beratung auch online oder per Chat (Montag, Mittwoch, Freitag 18–20 Uhr), per Whatsapp oder Instagram (@147rataufdraht).

■■■ Für Jugendliche

www.verein-lichtblick.at/kindernotruf-3/ → Der Kindernotruf ist eine 24-Stunden-Telefonberatung, deren primäre Aufgabe die Intervention in akuten Krisen ist.
Telefonische Beratung: 0800 567 567.
www.rataufdraht.at → Die Notrufnummer bietet eine hilfreiche Anlaufstelle bei Problemen, Fragen und in Krisensituationen für Kinder, Jugendliche und deren Bezugspersonen.
Telefonische Beratung: 147.
Beratung auch online oder per Chat (Montag, Mittwoch, Freitag 18–20 Uhr), per Whatsapp oder Instagram (@147rataufdraht).

▬ ▬ Selbsthilfe

Obwohl sowohl die sich selbst verletzenden Jugendlichen als auch ihre Angehörigen häufig in seelischer Not sind und von einem Austausch mit anderen Menschen in einer ähnlichen Situation profitieren könnten, sind aktuell im deutschsprachigen Raum noch keine Selbsthilfegruppen zum Thema entstanden. Selbstverletzendes Verhalten wird nur im Rahmen von Gruppen zu Borderline-Persönlichkeitsstörungen thematisiert. Liegt keine solche Störung vor, wäre es aus unserer Sicht jedoch nicht ratsam, eine solche Gruppe zu besuchen.

Vielleicht können wir aber dazu beitragen, dass sich betroffene Jugendliche oder deren Angehörige bei den Selbsthilfeorganisationen melden und ein fruchtbarer Austausch entsteht. Die Links der Organisationen finden Sie hier:

www.selbsthilfeschweiz.ch → Die Selbsthilfezentren vermitteln interessierten Personen Kontakte zu anderen Interessierten in der Region, bewerben neue Themen und unterstützen aktiv beim Aufbau einer Gruppe. Die Kontaktdaten der Selbsthilfezentren finden Sie auf der Website der Selbsthilfe Schweiz.

www.nakos.de → Die Nationale Kontakt- und Informationsstelle zur Anregung und Unterstützung von Selbsthilfegruppen bietet auf ihrer Website die Möglichkeit, in mehreren Datenbanken Selbsthilfegruppen, Gleichgesinnte auf der Suche nach Austausch oder auch Gruppen für Jugendliche und junge Erwachsene zu finden. Hier können Sie auch Kontakt für eine Eintragung telefonisch oder per Mail aufnehmen.

www.selbsthilfe.at → Die Seite für und von Selbsthilfeorganisationen, Selbsthilfevereinen und -gruppen bietet eine umfassende Datenbank der Selbsthilfeangebote in Österreich. Hier können Sie sich bei Interesse eintragen lassen. Das Thema Selbstverletzendes Verhalten ist im Bereich Psyche – Seele aufgeführt, jedoch finden Sie dort aktuell nur Literaturempfehlungen.

Projekte und Antistigma-Arbeit

www.irrsinnig-menschlich.de → Der Verein Irrsinnig Menschlich wurde im Jahr 2000 in Leipzig gegründet und unterstützt Jugendliche und junge Erwachsene mit Präventionsangeboten zur psychischen Gesundheit (siehe S. 78).
www.irremenschlich.de → Irre menschlich Hamburg ist ein trialogischer Verein, der von Psychiatrieerfahrenen, Angehörigen und Therapeuten gegründet wurde und bereits über 1.000 Unterrichtsprojekte an Hamburger Schulen durchgeführt hat (siehe S. 27).
www.projekt-4s.de → Das Projekt »Schulen stark machen gegen Suizidalität und Selbstverletzendes Verhalten (4S)« richtet sich an alle Schulen in Baden-Württemberg und soll Lehrerinnen und Lehrer sowie Beratungsfachkräfte, die im schulischen Rahmen tätig sind, mit Handlungskompetenzen ausstatten und sie als Ansprechpersonen für Jugendliche stärken.

Zum Nach- oder Weiterlesen

Über Selbstverletzendes Verhalten gibt es sehr viel und gute Fachliteratur. Häufig ist diese für Laien aber nur schwer verständlich. Wir haben Ihnen eine kleine Übersicht der gängigsten Bücher im deutschsprachigen Raum zusammengestellt, die diesen Ratgeber ergänzen oder auch andere Perspektiven aufzeigen.

Verzichtet haben wir bewusst auf Fachliteratur, die sich umfassend mit der Diagnostik und leitliniengerechten Behandlung beschäftigt, da diese vorwiegend für Fachpersonen im psychologischen oder psychiatrischen Bereich gedacht ist. Ergänzt haben wir unsere Übersicht mit Literatur, die von Betroffenen geschrieben wurde oder sich fiktiv mit dem Thema Selbstverletzendes Verhalten beschäftigt.

BLOBEL, B. (2017): Rote Linien. Ritzen bis aufs Blut. Würzburg: Arena.

Roman über die Schülerin Kitty, die sich selbst verletzt. Sowohl für Jugendliche als auch Erwachsene geeignet und ein guter Einstieg, um miteinander über das Thema Selbstverletzendes Verhalten zu reden.

HAWTON, K.; RODHAM, K.; EVANS E. (2007): Selbstverletzendes Verhalten und Suizidalität bei Jugendlichen. Risikofaktoren, Selbsthilfe und Prävention. Bern: Huber.

Bericht über eine Studie mit über 6.000 Teilnehmenden. Neben den Ergebnissen bietet das Buch besonders für Lehrpersonen Möglichkeiten der Prävention und Intervention. Achtung: Das Buch stammt aus dem englischsprachigen Raum und ist an dessen Strukturen orientiert!

IN-ALBON, T.; PLENER, P. L.; BRUNNER, R.; KAESS, M. (2015): Selbstverletzendes Verhalten. Informationen für Betroffene, Eltern, Lehrer und Erzieher. Göttingen: Hogrefe.
Knapp gefasster Ratgeber der bekanntesten Autoren zum Thema Selbstverletzendes Verhalten.

KAESS, M; EDINGER, A. (2019): Selbstverletzendes Verhalten. Entwicklungsrisiken erkennen und behandeln. Weinheim: Beltz.
Fachbuch mit dem Schwerpunkt der Ursachen und Entstehung Selbstverletzenden Verhaltens.

KOCKS, A.; SEGMÜLLER, T. (Hg.) (2018): Kollegiale Beratung im Pflegeteam. Implementieren – Durchführen – Qualität sichern. Heidelberg: Springer.

RESCH, F. (2017): Selbstverletzung als Selbstfürsorge. Zur Psychodynamik selbstschädigenden Verhaltens bei Jugendlichen. Göttingen: Vandenhoeck & Ruprecht.
Kompakter Ratgeber, der Selbstverletzendes Verhalten aus Sicht der Psychoanalyse betrachtet. Daneben finden sich eine fundierte Einführung in Hintergrund und Entstehung sowie Hinweise zur Therapie.

S.; A. (2011): Dann bin ich seelenruhig. Mein Leben als Ritzerin. Würzburg: Arena.
Bericht einer Betroffenen, die sich schnitt, um Wut und Schmerz zu ertragen. Nach einem Suizidversuch kämpft sie für ihre Genesung.

SCHOPPMANN, S. (2003): »Dann habe ich ihr einfach meine Arme hingehalten«. Selbstverletzendes Verhalten aus der Perspektive der Betroffenen. Göttingen: Hogrefe.
Akademische Abschlussarbeit und daher keine »leichte Lektüre«, jedoch mit einem umfangreichen Einblick in die Perspektive Betroffener.

SCHOPPMANN, S.; HERRMANN, M.; TILLY, C. (2019): Borderline begegnen. Köln: Psychiatrie Verlag.
Fachbuch über die Dynamiken der Borderline-Persönlichkeitsstörung. Wir empfehlen zum Weiterlesen das Kapitel zu Selbstverletzendem Verhalten.

SMONIG-KLAUSNER, D. (2009): Bluttränen. Helenes Weg aus der Selbstverletzung. Frankfurt a. M.: Knapp.
Bericht einer betroffenen jungen Frau, die »sich schnitt, um ihrem Schmerz ein Gesicht zu geben«, sowie über ihren Genesungsweg.

Verwendete Literatur

Backhaus, O. (2014): Salutogenese und Resilienz fördern. Basis für Krankheitsbewältigung. In: praxiswissen psychosozial (18), S. 30–33.

Baetens, I.; Claes, L.; Onghena, P.; Grietens, H.; Leeuwen, K. van; Pieters, C.; Wiersema, J. R.; Griffith. J. W. (2015): The effects of nonsuicidal self-injury on parenting behaviors: A longitudinal analyses of the perspective of the parent. In: Child and Adolescent Psychiatry and Mental Health, 9, S. 24. DOI: 10.1186/s13034-015-0059-2.

Bock, T.; Urban, A. (2010): Aufklärung in der Großstadt. Die engagierten Projekte von Irre menschlich Hamburg. In: praxiswissen psychosozial (2), S. 24–28.

Bohus, M.; Steil, R.; Stiglmayr, C. (2013): Dialektisch-Behaviorale Therapie (DBT). In: Heidenreich, T.; Michalak, J. (Hg.): Die »dritte Welle« der Verhaltenstherapie. Weinheim: Beltz, S. 102–120.

Bosman, M.; Meijel, B. van (2008): Perspectives of mental health professionals and patients on self-injury in psychiatry: A literature review. In: Archives of Psychiatric Nursing, 22 (4), S. 180–189. DOI: 10.1016/j.apnu.2007.07.006.

Curtis, S.; Thorn, P.; McRoberts, A.; Hetrick, S.; Rice, S.; Robinson, J. (2018): Caring for young people who self-harm: A review of perspectives from families and young people. In: International Journal of Environmental Research and Public Health, 15 (5), S. 950. DOI: 10.3390/ijerph15050950.

Falkai, P.; Wittchen, H.-U. (Hg.) (2015): Diagnostisches und Statistisches Manual Psychischer Störungen – DSM-5®. Deutsche Ausgabe. Göttingen: Hogrefe.

Ferrey, A. E.; Hughes, N. D.; Simkin, S.; Locock, L.; Stewart, A.; Kapur, N.; Gunnel, D.; Hawton, K. (2016): The impact of self-harm by young people on parents and families: A qualitative study. In: BMJ open, 6 (1), e009631. DOI: 10.1136/bmjopen-2015-009631.

Freimüller, L. (2010a): Auch Diskriminierung macht krank. Perspektiven einer »Expertin durch Erfahrung«. In: praxiswissen psychosozial (2), S. 8–10.

Freimüller, L. (2010b): Mit Kompetenz gegen Stigmatisierung. Ein Bildungsangebot für Tätige in psychiatrischen und psychosozialen Einrichtungen. In: praxiswissen psychosozial (2), S. 11–14.

Gerrig, R. J.; Zimbardo, P. G. (2016): Psychologie. Hallbergmoos: Pearson.

Gysin-Maillart, A.; Michel, K. (2013): Kurztherapie nach Suizidversuch. ASSIP – Attempted Suicide Short Intervention Program. Therapiemanual. Bern: Huber.

Hajcak, G.; Franklin, M. E.; Simons, R. F.; Keuthen, N. J. (2006): Hairpulling and skin picking in relation to affective distress and obsessive-compulsive symptoms. In: Journal of Psychopathology Behavioral Assessment, 28 (3), S. 177–185. DOI: 10.1007/s10862-005-9001-x.

Hawton, K.; Rodham, K.; Evans, E. (2008): Selbstverletzendes Verhalten und Suizidalität bei Jugendlichen. Risikofaktoren, Selbsthilfe und Prävention. Bern: Huber.

Huck, G. (2010): »Stigmatisieren? Tun wir hier nicht!«. In: praxiswissen psychosozial (2), S. 4–6.

In-Albon, T.; Plener, P. L.; Brunner, R.; Kaess, M. (2015): Selbstverletzendes Verhalten. Göttingen: Hogrefe.

Karpf, C.; Sindelar, B. (2015): Überlegungen zur leitenden Fiktion selbstverletzender Verhaltensweisen in Religion, Gesellschaft und Psychopathologie. In: Zeitschrift für freie psychoanalytische Forschung und Individualpsychologie, 2 (2), S. 54–69.

Kasten, E. (2006): Body-Modification. Psychologische und medizinische Aspekte von Piercing, Tattoo, Selbstverletzung und anderen Körperveränderungen. München: Ernst Reinhardt.

King, C. A.; Hovey, J. D.; Brand, E.; Wilson, R.; Ghaziuddin, N. (1997): Suicidal adolescents after hospitalization: Parent and family impacts on treatment follow-through. In: Journal of the American Academy of Child and Adolescent Psychiatry, 36 (1), S. 85–93. DOI: 10.1097/00004583-199701000-00021.

Klonsky, E. D. (2007): The functions of deliberate self-injury: A review of the evidence. In: Clinical Psychology Review, 27 (2), S. 226–239. DOI: 10.1016/j.cpr.2006.08.002.

Lloyd-Richardson, E. E.; Perrine, N.; Dierker, L.; Kelley, M. L. (2007): Characteristics and functions of non-suicidal self-injury in a community sample of adolescents. In: Psychological Medicine, 37 (8), S. 1183–1192. DOI: 10.1017/S003329170700027X.

Margraf-Stiksrud, J. (2015): Orale habits. In: Stomatologie, 112, S. 23–28.

McDonald, G.; O'Brien, L.; Jackson, D. (2007): Guilt and shame: Experiences of parents of self-harming adolescents. In: Journal of Child Health Care, 11 (4), S. 298–310. DOI: 10.1177/1367493507082759.

Moran, P.; Coffey, C.; Romaniuk, H.; Olsson, C.; Borschmann, R.; Carlin, J. B.; Patton, G. C. (2012):
The natural history of self-harm from adolescence to young adulthood: A population-based cohort study. In: The Lancet, 379 (9812), S. 236–243. DOI: 10.1016/S0140-6736(11)61141-0.

Murphy, Y. E.; Flessner, C. A. (2017): An investigation of impulsivity in young adults exhibiting body-focused repetitive behaviors. In: Journal of Obsessive-Compulsive and Related Disorders, 12, S. 34–40. DOI: 10.1016/j.jocrd.2016.12.002.

Neudecker, A.; Rufer, M. (2004): Ambulante Verhaltenstherapie bei Trichotillomanie: Überblick, Störungsmodell und Fallbeispiel. In: Verhaltenstherapie, 14, S. 90–98.

Palta, R.; Sahota, A.; Bemarki, A.; Salama, P.; Simpson, N.; Laine, L. (2009): Foreign-body ingestion: Characteristics and outcomes in a lower socioeconomic population with predominantly intentional ingestion. In: Gastrointestinal Endoscopy, 69 (3), S. 426–33. DOI: 10.1016/j.gie.2008.05.072.

Petermann, F.; Nitkowski, D. (2015): Selbstverletzendes Verhalten. Göttingen: Hogrefe.

Plener, P. L.; Fischer, C. J.; In-Albon, T.; Rollett, B.; Nixon, M. K.; Groschwitz, R. C.; Schmid, M. (2013): Adolescent non-suicidal self-injury (NSSI) in German-speaking countries: Comparing prevalence rates from three community samples. In: Social Psychiatry and Psychiatric Epidemiology, 48 (9), S. 1439–1445. DOI: 10.1007/s00127-012-0645-z.

Poynter, B. A.; Hunter, J. J.; Coverdale, J. H.; Kempinsky, C. A. (2011): Hard to swallow: A systematic review of deliberate foreign body ingestion. In: General Hospital Psychiatry, 33, S. 518–524. DOI: 10.1016/j.genhosppsych.2011.06.011.

Rauber, R.; Hefti, S.; In-Albon, T.; Schmid, M. (2012a): Wie psychisch belastet fühlen sich Jugendliche mit selbstverletzendem Verhalten? In: Kindheit und Entwicklung, 21 (1), S. 23–39. DOI: 10.1026/0942-5403/a000067.

Rauber, R.; Weizenegger, B.; Schmeck, K.; Schmid, M. (2012b): Was denken Jugendliche über Selbstverletzung? Unterschiede zwischen betroffenen und nicht betroffenen Jugendlichen in einer Basler Schulstichprobe. In: Praxis der Kinderpsychologie und Kinderpsychiatrie, 61 (7), S. 477–496. DOI: 10.13109/prkk.2012.61.7.477.

Resch, F. (2017): Selbstverletzung als Selbstfürsorge. Zur Psychodynamik selbstschädigenden Verhaltens bei Jugendlichen. Göttingen: Vandenhoeck & Ruprecht.

Rethink Mental Illness (Hg.) (2017): How you can help. A guide for friends and family. Online verfügbar unter www.rethink.org/media/2465/how-you-can-help-guide-online.pdf (21.10.2108).

Roediger, E.; Zarbock, G. (2013): Schematherapie. In: Heidenreich, T.; Michalak, J. (Hg.): Die »dritte Welle« der Verhaltenstherapie. Weinheim: Beltz, S. 199–218.

Rossouw, T. I.; Fonagy, P. (2012): Mentalization-based treatment for self-harm in adolescents: A randomized controlled trial. In: Journal of the American Academy of Child and Adolescent Psychiatry, 51 (12), S. 1304–1313.e3. DOI: 10.1016/j.jaac.2012.09.018.

Sax, A. (2015): Selbsthilfeorganisationen – Nichts über uns ohne uns. In: Swiss Academies Report, 10 (4), S. 36–37.

Schmid, B.; Veith, T.; Weidner, I. (2013): Einführung in die kollegiale Beratung. Heidelberg: Carl-Auer.

Schoppmann, S. (2003): »Dann habe ich ihr einfach meine Arme hingehalten ...«. Selbstverletzendes Verhalten aus der Perspektive der Betroffenen. Bern: Hans Huber.

Selby, E. A.; Bender, T. W.; Gordon, K. H.; Nock, M. K.; Joiner, T. E. (2012): Non-suicidal self-injury (NSSI) disorder: A preliminary study. In: Personality Disorders, 3 (2), S. 167–175. DOI: 10.1037/a0024405.

Stetka, B. (2017): Extended adolescence: When 25 is the new 18. It is a common grumble that children grow up too fast. No more. Teens are in no hurry to embrace the putative joys of adulthood. Online verfügbar unter www.scientificamerican.com/article/extended-adolescence-when-25-is-the-new-181/ (21.10.2018).

Stutz-Steiger, T. (2015): Die Sicht von erfahrenen PatientInnen. In: Swiss Academies Report, 10 (4), S. 24–26.

Swannell, S. V.; Martin, G. E.; Page, A.; Hasking, P.; St John, N. J. (2014): Prevalence of nonsuicidal self-injury in nonclinical samples: Systematic review, meta-analysis and meta-regression. In: Suicide & Life-Threatening Behavior, 44 (3), S. 273–303. DOI: 10.1111/sltb.12070.

Twenge, J. M.; Park, H. (2019): The decline in adult activities among U. S. adolescents, 1976–2016. In: Child Development, 90 (2), S. 638–654. DOI: 10.1111/cdev.12930.

Utschakowski, J. (2014a): Hilfreiches Selbstkonzept. Der eigene Weg braucht Zeit. In: praxiswissen psychosozial (18), S. 16–19.

Utschakowski, J. (2014b): Selbstkonzept in psychischen Krisen stützen. Über die Schädlichkeit von Krankheitseinsicht. In: praxiswissen psychosozial (18), S. 9–11.

Wagner, B. M.; Aiken, C.; Mullaley, P. M.; Tobin, J. J. (2000): Parents' reactions to adolescents' suicide attempts. In: Journal of the American Academy of Child and Adolescent Psychiatry, 39 (4), S. 429–436. DOI: 10.1097/00004583-200004000-00011.

WILLIAMS, T. I.; ROSE, R.; CHISHOLM, S. (2007): What is the function of nail biting: An analog assessment study. In: Behaviour Research and Therapy, 45 (5), S. 989–995. DOI: 10.1016/j.brat.2006.07.013.

WOLKENSTEIN, L. (2009): Interventionen zur Verbesserung der Einstellung gegenüber psychisch erkrankten Menschen. Evaluation am Beispiel von Menschen mit Bipolaren Störungen. Hamburg: Dr. Kovač.

WOODS, D. W.; HOUGHTON, D. C. (2014): Diagnosis, evaluation, and management of trichotillomania. In: The Psychiatric Clinics of North America, 37 (3), S. 301–317. DOI: 10.1016/j.psc.2014.05.005.

ZETTERQUVIST, M. (2015): The DSM-5 diagnosis of nonsuicidal self-injury disorder: A review of the empirical literature. In: Child and Adolescent Psychiatry and Mental Health, 9, S. 31. DOI: 10.1186/s13034-015-0062-7.